表紙、書籍中の挿絵は、株式会社パソナハートフル「アーティスト社員」の作品です。

パソナグループの特例子会社であるパソナハートフルは、「才能に障害はない」をコンセプトに、働く意欲がありながら就労が困難な障害者がイキイキと働ける環境と、健常者と共に社会参加できる「共生の場」を創り出してきました。

2004 年からは、障害者の “アート”（芸術活動）による就労機会の拡大を目的に、絵を描くことを業務とする「アーティスト社員」を採用。現在、21 名が個性あふれる作品の創作活動に取り組んでいます。

裏表紙の絵は、「野菜 2」田中 正博

目次

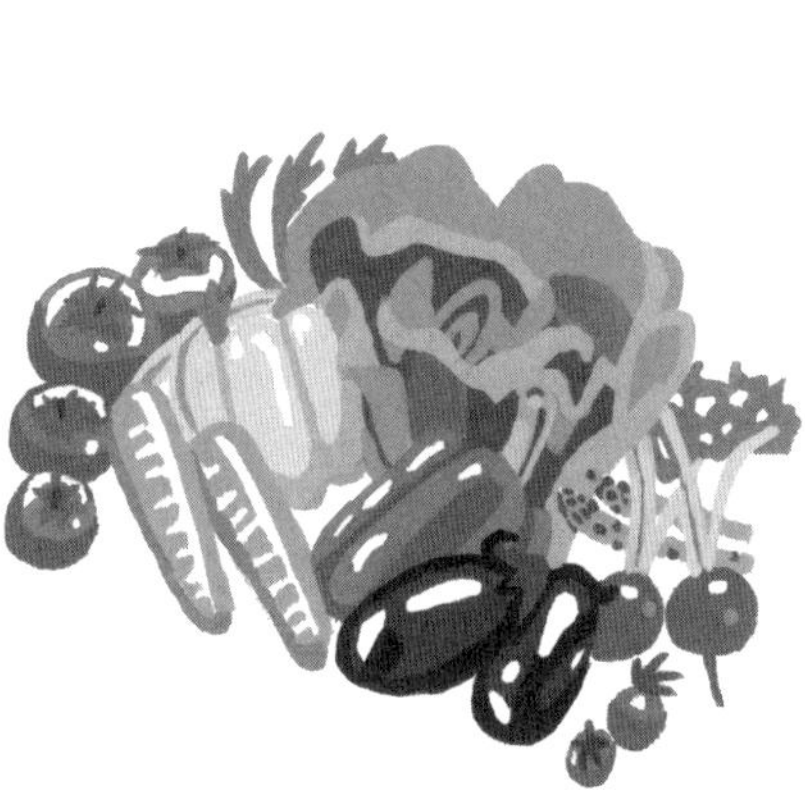

「野菜」松澤 弥香

プロローグ
安全で健康な未来の食卓への旅

新聞を開くと、拡大し続ける国民医療費の記事が目につく。毎年、1兆円ずつ増加しているという。なぜ、これほどまでに病院に行く人、薬を飲む人が多いのだろう。高齢化や、よく指摘されている薬の過剰投与によるものと、片づけていいのだろうか。

何気なく食べているおいしい料理を前にして、ふと疑問が沸いた。もしかすると、本来なら健康な体をつくるべきはずの食べ物や食材、また、日常の食習慣に問題があるのかもしれない。日本の食のあり方は、今のままでいいのだろうか――と。

日本の平均寿命は世界トップクラスだが、残念ながら、平均寿命と健康寿命の差は、男女ともに10年前後の開きがある。高齢になってから、死ぬまでの長い時間を「病人」として過ごすのかと考えると、ふと怖くなる。

母が昔、「靖之、食べ物だけは注意しなさい。医食同源といって、食べ物によって太い骨ができたり、筋肉ができたりするからね」と、よく口にしていたことを思い出した。調べてみると、米国の発明家、トーマス・エジソンは「未来の医者は、薬で人間を治療するのではなく、栄養・食事によって病気を予防し、治すだろう」との言葉を残している。友人の医師や大学教授も、食と健康について、私が知らなかった新しい知見を授けてくれた。母に言われたことを、少しまじめに調べてみよう、問題提起してみようと思い立った。

海外のアスリートが、東京２０２０オリンピック・パラリンピックの選手村で提供される食事に関し、日本の卵や豚肉の飼育環境基準が低すぎると抗議したという。私たちは、日本の食は安全だと思って暮らしているが、それは「無知」が故のことなのだろうか。日本は添加物の基準が緩く、先進国の中では、使用可能な農薬の種類が多いとも言われている。それでも、食に関する話は、食品偽装問題などが起これば一時的に注目されるだけで、書店や図書館に足を運べばわかるように、新しい本はあまり発刊されていない。

本書は、ヴィーガン料理やハラールフードといった多様な食文化の広がりや、和食の再評価の動き、生活習慣病のリスクに対する意識の高まりを背景に、食や健康についての情報や知識を整理し、ダイエット志向の若い女性や、これから親になる人たち、働き盛りの社会人、生活習慣病に悩む中高年、健康で元気に暮らしたいシニア層と、一緒に考えていく本にしたいと願っている。

パソナグループは創業以来「社会の問題点を解決する」という企業理念のもと、社会課題解決や社会インフラの構築に取り組んできた。その中の一つ、地方創生事業では、食の宝庫であり、かつて朝廷に食べ物を献上したと伝えられる「御食国《みけつくに》」の兵庫県・淡路島を中核拠点に、地域農家と連携した有機野菜の生産や販売、持続可能なコミュニティづくりと情報発信、観光施設でのヴィーガン料理の提供などを行っている。東京駅前の本部ビル13階の「パソナ大手町牧場」は酪農人材の育成を目的にしたものだが、子供たちが動物と触れ合い、フラミンゴの羽や烏骨鶏《うこっけい》の卵の色から、日々の食事が体に与える影響を学ぶことができる。

「親御さんから預かった大事な社員に、保存料などのたくさん入った弁当や外食ばかりの生活をしてほしくない」と、本部ビルの飲食店では、仕事帰りに食べられる無料の夕食サービスも提供している。グループ直営の店舗では、新鮮な有機野菜や淡路島産のタマネギなども味わえる。

これからみなさんと、安全で健康な食品に囲まれた「未来の食卓」への旅に出たい。

パソナグループ代表　南部靖之

プロローグ　安全で健康な未来の食卓への旅

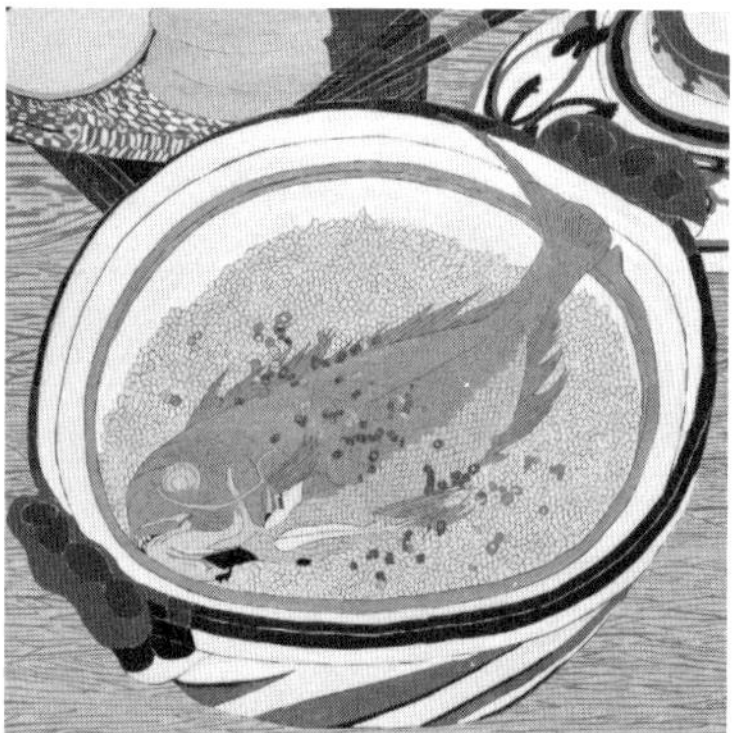
「鯛メシ」加藤 丈博

第1章

「ニューミール政策」を国民運動に

南部靖之　パソナグループ代表

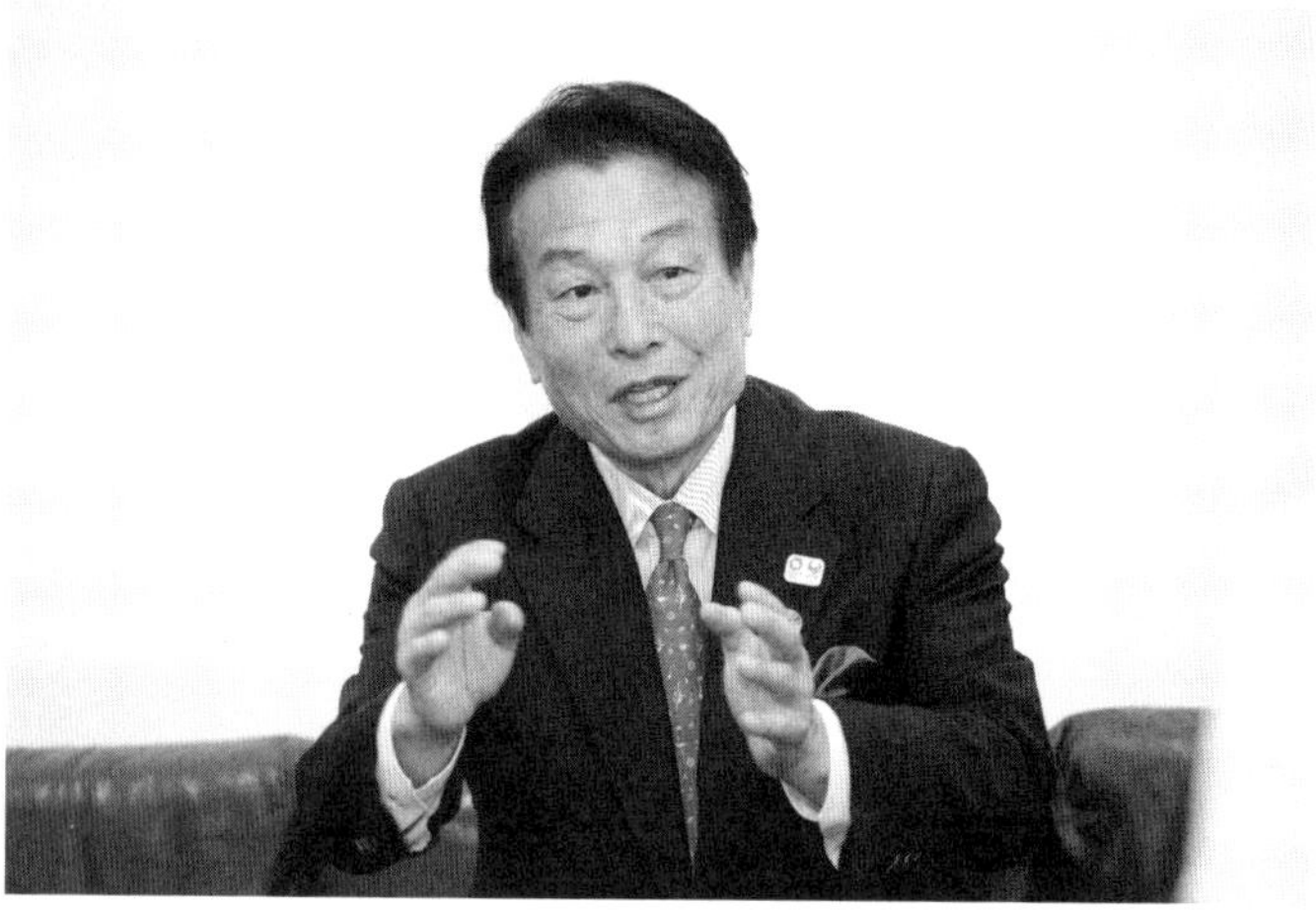

この本の副題に掲げた正しい食と健康のあり方を提言する「ニューミール政策」は、世界恐慌からの経済再生を目指した米国の「ニューディール政策」（1930年代にルーズベルト大統領が実行した一連の経済再生政策）から取った言葉です。

最近、私が食べ物や健康の話ばかりするので、「自分もやってみようかな」と、知人や社員ら私の周りにいる人たちが、食に気を配るようになっただけでなく、日々のちょっとした運動を通じた健康な体づくりに取り組み始めました。健康や体質改善に興味のある社員たちが率先して、パソナグループの施設で、野菜中心の食事と運動を通じた健康プログラムに挑戦しています。

16年間も糖尿病で悩んでいた社員は、野菜中心の食事と簡単な運動のメニューで、血糖値が大幅に下がりました。血圧と血糖値が高かったパソナグループの役員は、血圧の薬がいらなくなり、血糖値が40も下がりました。ちょっとした国民運動です。これは一例ですが、健康な食生活を送るための「ニューミール政策」を人から人へ、食卓から食卓へと、国民運動のように広めたいと思っています。

「ニューミール政策」とは、具体的に何を指すのか。グループの次期経営ビジョンに据えるにあたり、５つの行動指針を掲げました。

〈「ニューミール政策」五カ条〉

一、食は健康な体を創る
二、食はこれからの医療を創る
三、食は芸術文化を創る
四、食は心豊かな人生を創る
五、食は豊かな未来を創る

「心ここに在らざれば、視れども見えず、聴けども聞こえず」の反対で、食事や健康に目を向け始めると、「心ここに在る」ことで、小さなことでも見え始め、聞き逃していたことも耳に入ってくるようになります。「ニューミール政策 五カ条」を掲げ、発信していくことで、食と健康の問題にメスを入れていきたいと思っています。

食は健康な体を創る

出張でいろいろな国に行きますが、どの国でも日本料理店は人気です。近年、日本の食文化に世界中の人々が目を向けているということではないでしょうか。しかし、日本に戻れば、街のあちらこちらに、高カロリーで塩分や油が多く、添加物を使う外食店があふれています。もしかしたら、海外の人の方が、日本の食文化の良さに気づいているのかもしれません。

今年は、東京オリンピック・パラリンピックが開かれ、食文化や宗教の異なる200を超える参加国、地域の人が来日します。ベジタリアンやヴィーガンの人

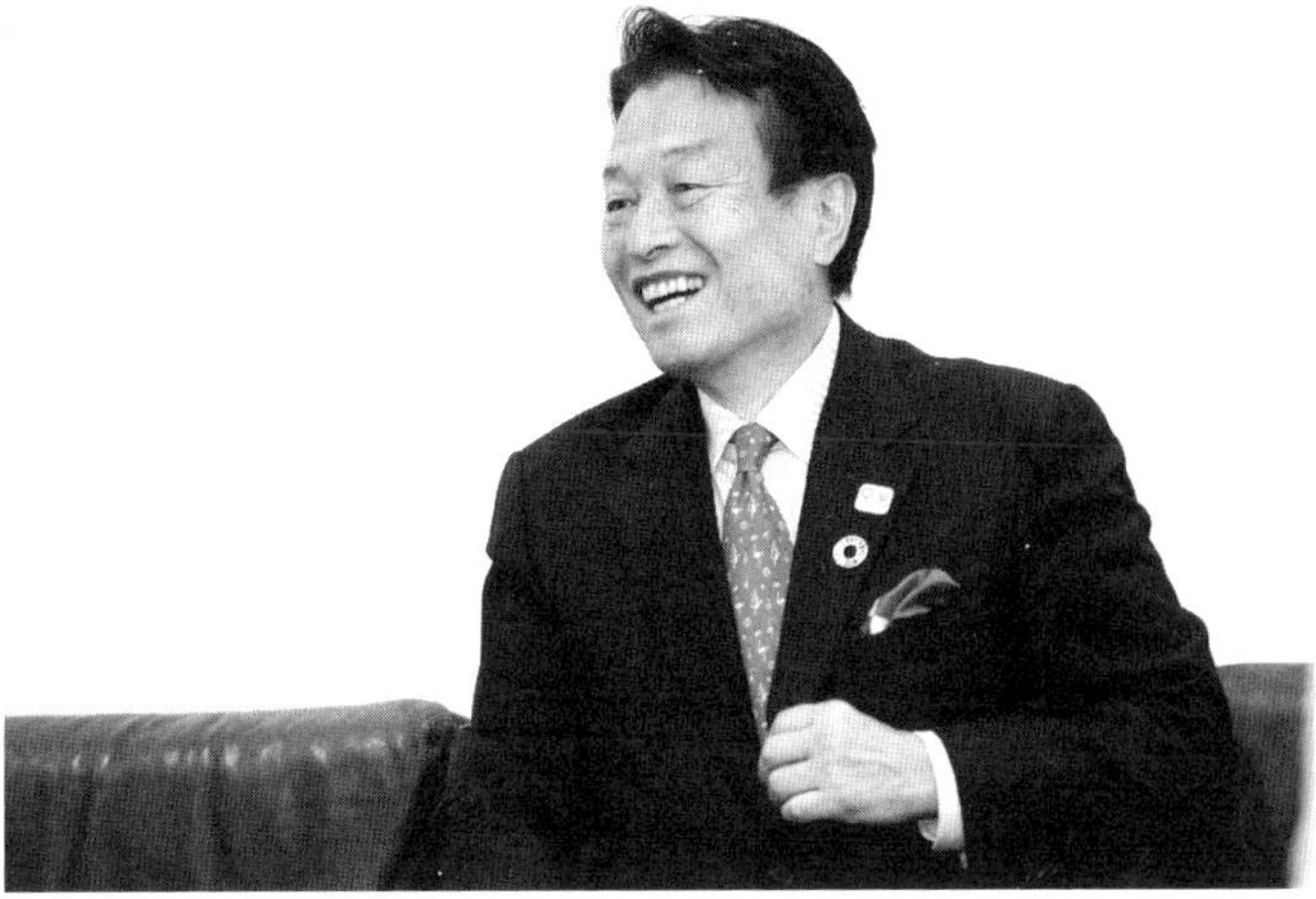

たち、また、ハラールフード（イスラム教の戒律によって食べることが許された食べ物）への理解や、対応も必要になってきます。
　プロローグでも触れましたが、日本の食の安全にも、厳しい目が向けられています。選手村の食事は、１００項目以上の審査を通過した農家だけが取得できるＧＡＰ（農業生産工程管理）制度に基づく、認証食材の提供が義務付けられています。しかし、日本ではいまだに認められているバタリーケージ（鳥かごを使った養鶏システム）の卵や、豚の飼育方法などの基準に対し、国際機関が定義したアニマルウェルフェア（動物福祉）のレ

ベルが低いとの批判が上がっています。

◆　◆

子供の頃は、肉は父親の誕生日にしか食べられませんでした。バナナも当時は高級品で、1年に数回ほど。せいぜい庭にあるカキ、ミカン、イチジクなどを食べる程度で、自ずと健康食に囲まれていました。

母は、納豆やホウレンソウのおひたし、切り干し大根などをいっぱい食べさせてくれました。野菜の栄養をたくさん摂ろうと思っても、生野菜のサラダではどれほどの量も食べられませんが、ホウレンソウを茹でたらぎゅーっと縮まって、100倍くらい食べられます。

ただ、大学を卒業し、家を離れて社会人になると、外食が増えるようになりました。さすがに母も、社会人の私に「よく噛んで食べなさい」とは言いませんでしたが、油や塩分、化学調味料の多いものを食べすぎないようにと、心配してくれていました。

◎日本の優れた発酵食品、納豆の持つ力◎

国際食糧農業機関（ＦＡＯ）の駐日連絡事務所長、チャールズ・ボリコさんは、大の納豆好きだといいます。以前は、母国のコンゴに帰国するたびに、腹痛に悩まされていました。母国とはいえ、体が現地の菌に慣れておらず、腸が反応を起こしてしまっていたようです。

ところが、現地での予定がぎっしり詰まっていた帰国スケジュールの際、友人の勧めで納豆を持って行き、現地で食べたらお腹の調子がよく、仕事も予定通りこなせました。

納豆にはビタミンＢ２が豊富に含まれるほか、ナットウキナーゼという酵素が、血液をさらさらにしてくれます。また、食物繊維が腸内環境を整えてくれます。この納豆の力が、ボリコさんのお腹を守ってくれました。日本には、味噌や醤油、漬け物など優れた発酵食品がありますが、納豆もその王様です。

ＦＡＯとパソナグループは、「淡路ユースフェデレーション（ＡＹＦ）」（世界各国から優秀な若者や社会起業家を淡路島に招き、産業創造や地方創生の実現を目指す活動）で連携し、持続可能な食料、農業分野での能力開発や啓発活動をしています。

職場のランチは、どうしても外食や市販のお弁当に依存してしまいがちです。社員食堂に栄養士さんがいて、健康なメニューを提供したいと考える総務部長がいる会社もあるでしょう。ただ、そうした職場ばかりではありません。そこで、「ニューミール政策」の第一歩として、働く人々が毎日食べるランチから、意識を変えていきたいと思っています。

ふだん、私たちが食べている市販の弁当やカット野菜の多くには、日持ちさせるための保存料など、さまざまな食品添加物が使われています。現在、使用されている添加物は、健康に害はないと言われていますが、5年、10年と経過して初めて、発がん性が判明する添加物や食品もあると聞きます。世界保健機関（WHO）の発表でも、ハムやソーセージなどの加工肉に、発がん性があることが明らかになっています。

マーガリンも、同様です。10年ほど前に海外に出張した際、お土産を買いに入った店に貼り紙がありました。「マーガリンは一切使用しておりません」という内容でした。帰国後に調べてみると、有害なトランス脂肪酸が含まれているため、アメリカやカナダの数々の州で、マーガリンが禁止されていることを知りました。日本では当たり前のように売られている食品でも、海外では問題視されていることに驚きました。

そこで、安全性に心配があると指摘されている食品はなるべく選ばないという、社会的な意識を広めていきたいと考えます。

◆　◆

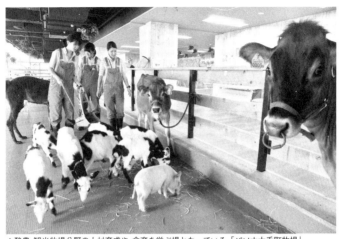

▲酪農、観光牧場分野の人材育成や、食育を学ぶ場となっている「パソナ大手町牧場」（東京都千代田区）

食に対する意識を変えたいという思いでつくったのが、「パソナ大手町牧場」です。開設した理由の一つは、後継者不足に直面する酪農業の雇用創出のきっかけにすることです。二つ目は、都会のオアシスの役割です。牛、ヤギ、鶏だけでなく、アルパカやカピバラ、フクロウもいます。ヤギと一緒にヨガをする「ヤギヨガ」のプログラムもあります。アニマルセラピーのように、都会で働く人たちの癒しの場になっています。

そして三つ目が、「食育」です。ここには、たくさんのフラミンゴもいますが、エサの藻類やエビに含まれる赤い色素によって羽は赤くなり、色素のないエサを与え続けると白っぽくなります。烏骨鶏の卵も、エサによって黄身の色が変わります。トウモロコシを与え続けると黄色っぽくなり、お米だと白っぽくなります。

子供連れのお母さんや、お孫さんを連れたおじいちゃん、おばあちゃん、ビジネスパーソンたちで、毎日、にぎわっています。ビル内のパソナファミリー保育園の園児も、顔を出します。

大都市のど真ん中で動物と触れ合うとともに、食が体に与える影響を目で見て感じることで、改めて食の大切さに気づく機会となっています。海外からも、たくさん人が訪れています。

食に対する意識改革には、国の役割も重要です。農林水産省、厚生労働省、内閣府などが食品安全に取り組み、内閣府特命担当大臣（消費者、食品安全担当）を置いていますが、「砂糖税」などを課す国があるように、税制などの政策誘導によって、体にいい健康な食べ物を奨励することを経済界や国民に呼びかけるのも一考です。

★注　食べ物にかける税金…ルーマニア（２０１０年～）「ジャンクフード税」▽ハンガリー（２０１１年～）砂糖、塩分の多い飲食品に課税する通称「ポテトチップス税」▽フランス（２０１１年～）砂糖を使った炭酸飲料に課税する通称「ソーダ税」▽タイ、フィリピン（２０１７年～）甘味料を使った清涼飲料水への課税▽ポルトガル（２０１７年～）砂糖を使った飲料への課税▽イギリス（２０１８年～）砂糖を使った飲料に課税する通称「砂糖税」▽米カリフォルニア州バークレー市（２０１５年～）、米ペンシルバニア州フィラデルフィア市（２０１７年）いずれも砂糖を使った飲料に課税する「ソーダ税」――などがある（税の内容はいずれも開始時点の情報）。

日本でも、酒税やたばこ税はありますが、諸外国では、国民の健康を守るために、かなり思い切った取り組みをしています。

食はこれからの医療を創る

20代、30代の頃は、安全な食べ物を選んだり、食べ物が健康や病気に影響することを意識したりはしませんでした。でも、この年齢になってくると、身近に、糖尿病や高血圧といった生活習慣病、あるいは、心疾患などの生活習慣病に起因する病気を抱える人も増えてきます。

パソナグループには若い社員もたくさんいますが、アレルギーでこれが食べられない、あれが食べられないとか、それ以外にも朝が苦手、アトピーや何らかの持病があるという人が、数年前までに比べて明らかに多くなっています。私はこうしたことの背景に、食習慣があるのではないかと思っています。

生活習慣病になって薬を飲んでいるミドル、シニア世代対策も必要ですが、そうなる前に、若い頃から食と健康に対する意識を高め、正しい知識を持つことが大切です。

特に若いお母さんたちは、子供が赤ちゃんの時は、口にするものに非常に気を使うのに、仕事に復帰して忙しくなると、そこまで手が回らなくなってしまう。働き方改革などによって、一人ひとりのライフスタイルに合わせた働き方が選べる仕組みをつくり、時間や心にゆとりができることで、子供の食べ物に一番の愛情を注げるようになればいいと思います。

食品を買う際に、産地や何が含まれているかを調べる人も増えています。また、減塩醤油を使うといったちょっとした工夫も、健康的な食生活につながるでしょう。生産や飼育方法にこだわった食材は、値段の高いものもありますが、年を取ってから飲む薬代よりも、はるかに経済的ではないでしょうか。

◎塩と砂糖、選ぶなら茶色いもの？◎

玄米や黒糖、全粒粉を使ったパンの色などから、茶色いものは体にいいとよく言われます。砂糖には、白（砂）糖以外にも黒糖、和三盆《わさんぼん》などがあり、精製された白い砂糖よりも、ミネラルが豊富に含まれています。

ふつうの小麦粉に使われる胚乳《はいにゅう》に加え、小麦の表皮、胚芽《はいが》などをすべて粉にした全粒粉も同じです。

精製品よりも値段は高くなりますが、塩にも天然塩があります。世界中には、何百種類もの多種多様な塩があります。日本でも味や見た目、色や形状がさまざまな塩が作られていて、塩の専門店もできています。ミネラルの含有量が異なるため、料理の内容や好みに合わせて楽しめます。

精製塩は塩化ナトリウム濃度が99．５％以上と高く、ミネラル分が少ないのに対し、天然塩は、豊富なミネラルによって、骨や歯を丈夫にしたり、基礎代謝を高めたりする健康効果が期待できます。

◆　◆

医療でも、東洋医学（漢方医学）が見直され、西洋医学を補完する統合医療が広がっています。西洋医学は明治政府が導入しましたが、「漢方」というのは、もともと日本の言葉です。食と合わせ、医療のあり方も見つめ直す時期にきていると思うのです。

漢方の食事である「薬膳」と聞くと、ハードルが高いと感じる人もいるかもしれませんが、私たちがふつうに食べている野菜や果物でも、「医食同源」を実践することができます。

少し、勉強してみました。野菜や果物は、ファイトケミカルという天然成分を持っています。ファイトケミカルの「Ｐｈｙｔｏ」は植物、「Ｃｈｅｍｉｃａｌ」は化学成分という意味で、植物由来の化学成分のことです。抗酸化作用、免疫力向上、解毒効果などたくさんの力があり、私も食事の際には、キャベツ、ニンジン、タマネギ、カボチャなど、ファイトケミカルの成分を多く含む野菜と果物を意識して食べるようにしています。

食事に気をつけることが、医療に頼らずに健康的な体をつくることにつながります。食を見直すことは、すなわち医療を見直すことなのです。

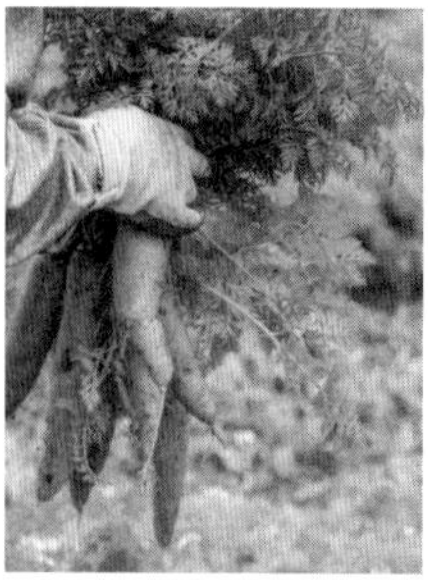
▲「タネノチカラ」で育つ無農薬野菜。農業を通じた持続可能な社会の実現を目指している（兵庫県淡路市）

食は芸術文化を創る

１９６４年の東京オリンピックをきっかけに、日本の洋食化が進んだと言われていますが、２０１３年12月には、日本の伝統的な食文化である「和食」が、国連教育科学文化機関（ユネスコ）の無形文化遺産に登録されました。食材に肉や魚を使わない精進料理や、ヴィーガン料理などにも注目が集まり、食について見直す機運が高まっています。

和食の登録に関し、農林水産省のホームページでは、登録理由にもなった和食の４つの特徴が書かれています。

（１）多様で新鮮な食材とその持ち味の尊重
（２）健康的な食生活を支える栄養バランス
（３）自然の美しさや季節の移ろいの表現
（４）正月などの年中行事との密接な関わり

これを読んだとき、まさに、我が意を得たりと思いました。考えてみれば、日本ほど食材に恵まれた国は、他にないのではないでしょうか。素材の味わいや旨みを最大限に生かすのは、和食の基本です。出汁《だし》などは、まさにそうです。一汁三菜という考え方も、栄養バランスからみて理にかなっています。

懐石料理に代表されるように、器も白一色などではなく、季節や食材に合わせて使い分けます。盛り付けや草花での装飾を通じ、季節の移り変わり、自然の美しさを表現しています。和食が、食材の扱い方から、味付けの仕方、お客さまへのサービス、おもてなしまでトータルで、「総合芸術」と言われるゆえんです。こうした食文化は、日々の生活のゆとりや心の豊かさにもつながり、私たちの人生に彩りを与えてくれます。

パソナグループは、淡路島をはじめ、全国で地方創生事業を展開し、地方に新たな文化と産業を生み出しています。目指すのは、生き生きと楽しく働き、豊かな文化に触れながら、心にゆとりをもって暮らすことのできる社会の創造です。和食の特徴や考え方は、こうした思いにも通じます。

◎和食とお茶と日本人◎

和食を語るのに欠かせないものに、日本茶（緑茶）があります。ひと口に日本茶と言っても、煎茶、玉露、抹茶・てん茶、玉緑茶、茎茶・芽茶、玄米茶・ほうじ茶・番茶、また、摘み取る順番で一番茶（新茶）、二番茶、三番茶など、たくさんの種類があり、色も香りもさまざまです。

ペットボトルのお茶も、現代人の生活に溶け込んでいますが、お茶メーカーのホームページなどでは、お茶の飲み分けや、発がん抑制効果や殺菌作用など、その効用が紹介されています。

一日の生活の中では、朝は熱い煎茶で、カフェインと苦み成分のタンニンで気持ちよくお目覚め。食事の時は、定食屋さんなどに行くと、ほうじ茶や番茶が出ますね。そして食後には、再び煎茶の登場。飲み口すっきりと、口の中の殺菌効果も期待できます。おやつには味の濃い玉露が合いますが、逆に、ほうじ茶や麦茶はゴクゴク飲めます。カフェインが少ないので、寝る前にもいいです。

また、茶道の作法は、打ち水や掛け軸とともに、お客さまを迎える和食文化の総合芸術の一つといえるでしょう。

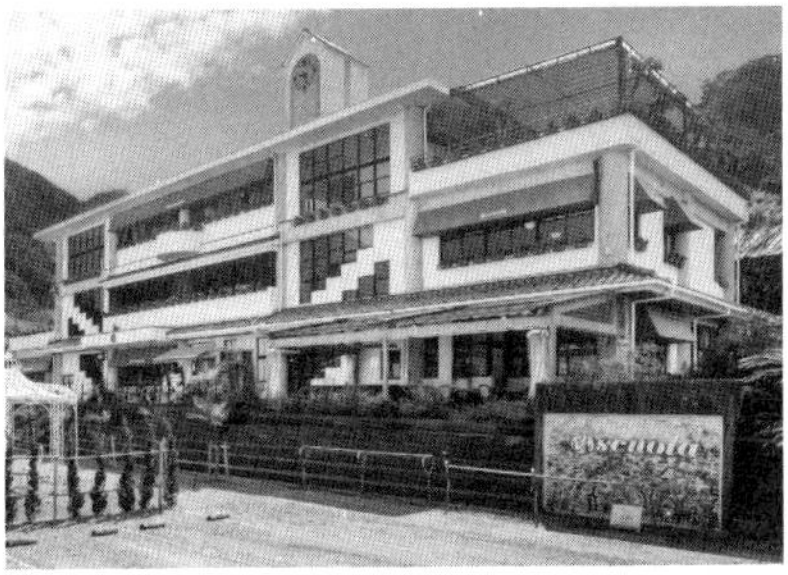

▲廃校になった小学校をリノベーションした「のじまスコーラ」。マルシェやレストランに観光客や地元の人が集まる

食は心豊かな人生を創る

健康のためには、笑顔で食べることも大切です。ある落語家の先輩は「パーティーは疲れるし、落ち着かないから何を食べているかわからない。南部ちゃんとの食事は、笑って食べられるからおいしいわ」と言ってくれます。

新型コロナウイルス対策による無観客公演の際には、それを知らせるメールが送られてきて、「笑って大いに免疫力を高めてください」と書いてありました。笑ってニコニコしていると、幸せホルモン（セロトニン）の分泌で免疫力が高まり、血圧や血糖値を抑える効果があると、医学的にも言われています。

レストランでも、席まで来てくれたシェフやお店の人と、食材やレシピについて語り合うことで、食をよりいっそう楽しむことができます。家族や友人と笑顔で食卓を囲むと、味覚や食の効能も変わってくるでしょう。

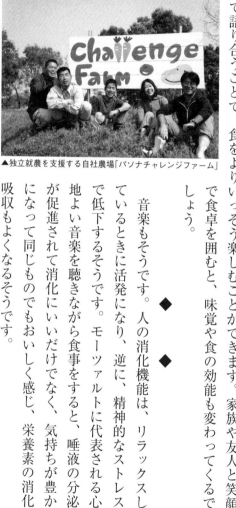

▲独立就農を支援する自社農場「パソナチャレンジファーム」

◆　◆

音楽もそうです。人の消化機能は、リラックスしているときに活発になり、逆に、精神的なストレスで低下するそうです。モーツァルトに代表される心地よい音楽を聴きながら食事をすると、唾液の分泌が促進されて消化にいいだけでなく、気持ちが豊かになって同じものでもおいしく感じ、栄養素の消化吸収もよくなるそうです。

反対に、ヘビーメタルのような激しい音楽だと、無意識に食べるスピードが速くなり、結果として消化吸収にも悪影響を及ぼすそうです。ちなみに、モーツァルトは、牛に聴かせると乳量が増えたり、酒蔵でかけ続けると日本酒の発酵がまろやかになったり、草花の成長も促進させます。音楽は、人間だけでなく、動物や植物などすべての生き物を「健康」にする効果があるようです。

一日３回の食事の時間は、人間が生きていく上で重要なものです。健康な体づくりに加え、人とのつながり、新しい知見や発想を得るチャンスにもなります。私もいろいろな人と食事をご一緒させていただきますが、その時間をとても大切にしています。

逆もまた然り。忙しい時に移動しながら食べたり、パソコンを見ながら、栄養補助食品をとりあえずお腹に入れたりしていると、心のゆとりを失ってしまうかもしれません。同僚とランチに行く時間や、会食も貴重な機会です。仕事に追われていても、余裕のある豊かな時間を自らつくることが大切です。

食は豊かな未来を創る

　パソナグループは、全社で健康づくりに取り組んでいます。社員への夕食サービスでは、淡路島産の食材や、障害を持つ社員が作った有機野菜を食べることができます。心の込もった野菜は新鮮で味が濃く、喜ばれています。

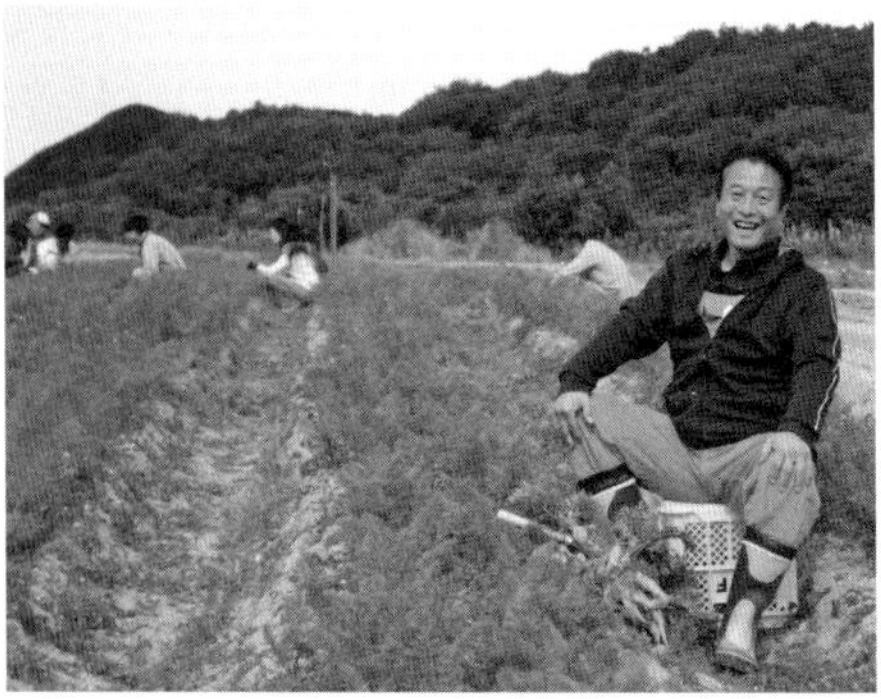
▲「パソナチャレンジファーム」で農作業する南部靖之代表

　夕食サービスは、30年以上も前に始まりました。一人暮らしの社員だけでなく、多くの社員が集まることでコミュニケーションの場にもなります。社員が夕食後に、オフィスに戻って残業する雰囲気にならないよう、そのまま帰りやすい場所に社員食堂を置くようにしてきました。専門の調理師が、健康にこだわったレシピを提供してくれています。

　創業間もない頃から、健康推進室も設置し、産業医が社員や派遣スタッフの健康をサポートしてきました。社員の発案で試みた毎日1万歩を目標にした「歩こう運動」では、みんなが歩数を競い、タクシーに乗らずに歩いたり、エレベーターやエスカレーターに乗らずに階段を使ったりと、小さな一歩ですが素晴らしいことだと感じました。

食と健康、働き方、企業経営は、一体のものだと考えています。友人の経営者から、こんなことを言われたことがあります。「僕の経営は『マネジメント・バイ・サイエンス』だけれども、南部さんの経営は『マネジメント・バイ・ハート』だね」と。企業の価値は、売り上げや利益、株価だけでは測れません。目に見えるものと、見えないものの2つの軸で考えることが重要です。社員が健康で活躍できる環境づくりも、淡路島での地方創生への挑戦も、今回のニューミール政策も、社会に対してどのような影響をもたらすのかが大切です。

◆　◆

売り上げ、利益といった株主価値の最大化や効率を目指す経営から転じて、社員の健康推進への取り組みで企業価値の向上を目指す、「健康経営」に注目が集まっています。

経済産業省などが健康経営に取り組む企業を認定する「健康経営銘柄」や、健

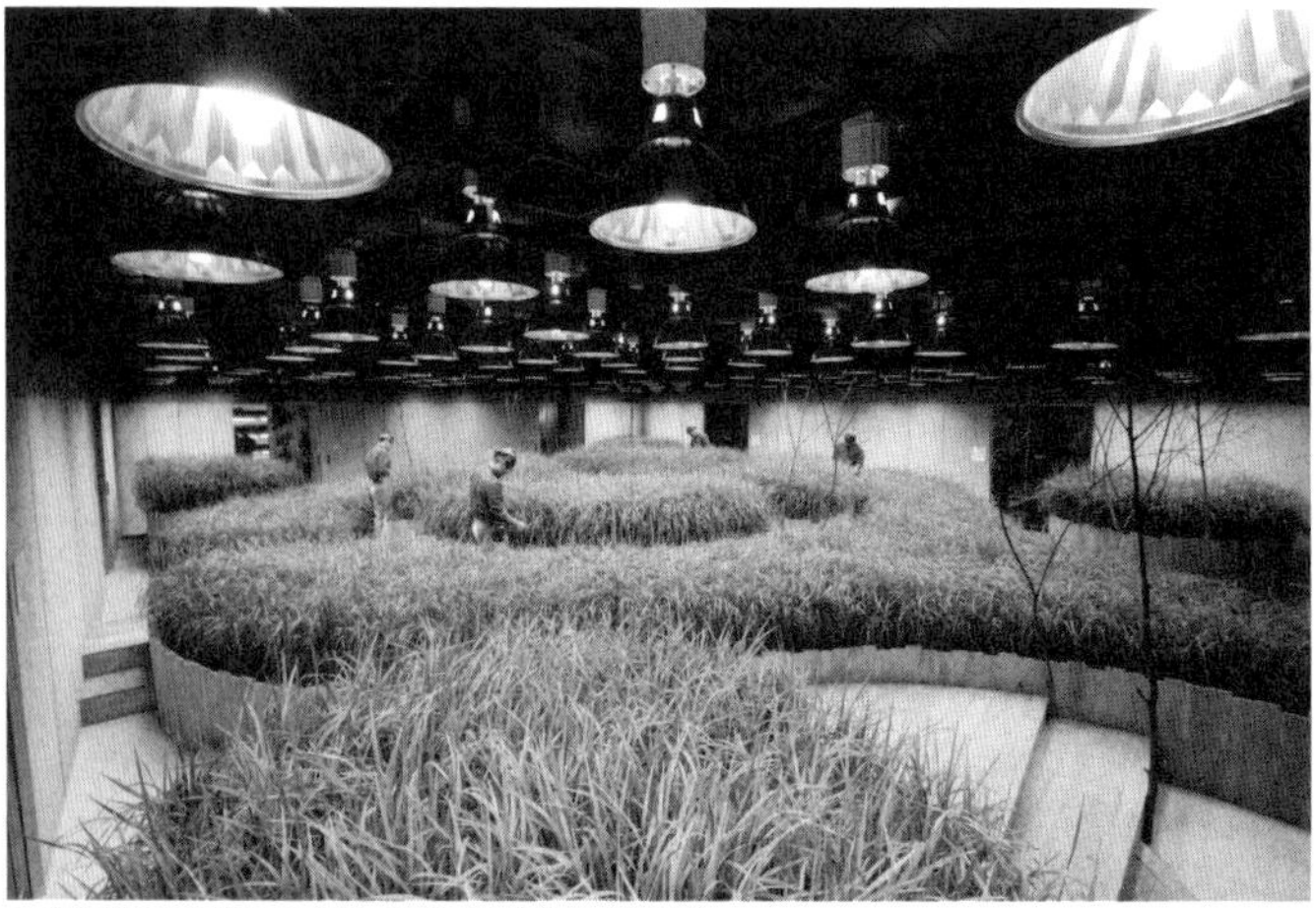
▲地下農園の「PASONA O2」（東京都千代田区）

康経営優良法人認定制度「ホワイト500」なども始まっています。パソナグループも昨年、今年と、「ホワイト500」に選ばれました。社会課題を解決することにより、社会的価値と経済的価値を生み出す「CSV（共有価値創造）経営」も、広がっています。2020年1月のダボス会議では、「株主至上主義」から「ステークホルダー資本主義」への転換が提唱され、まさに、「三方良し」の考え方に基づく経営が注目されています。

私は、「感性経営」が、これからの時代に求められる経営のあり方だと考えています。感性＝情の持つ力です。1＋1

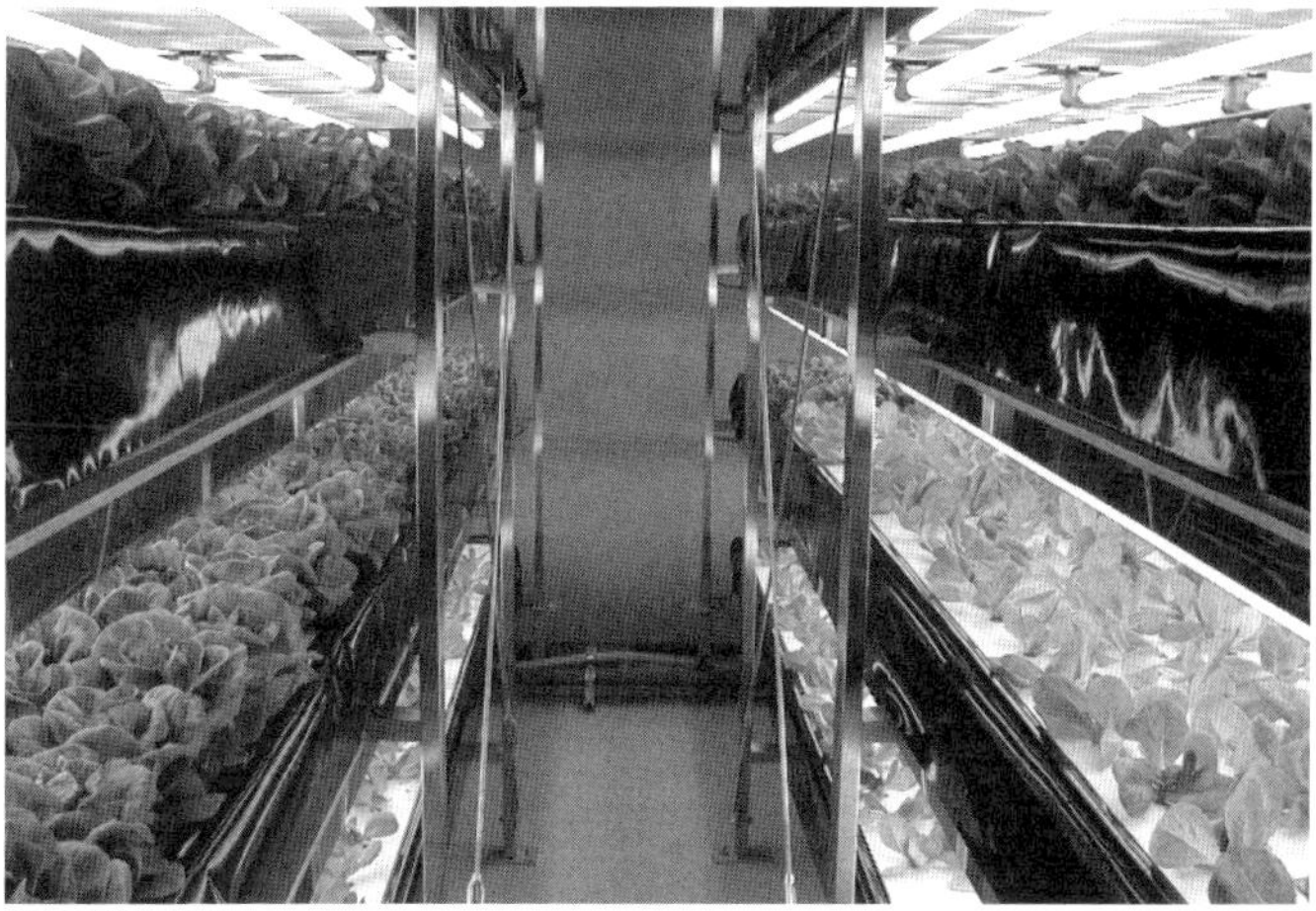
「PASONA O2」

＝２という表面的な数字ではなく、人の感性や情に働きかけ、１＋１が３にも５にも１００にもなるような、数字以上の価値を生み出していく。

効率や数字だけを追い求めると、本当に大切なものを見失ってしまう。私は、重要な経営判断をする時にいつも、「頭で疑って心で判断する」ことを心がけています。頭というのは、損得勘定で目先のことだけ考えますが、心は、信念や自身の哲学によって、10年後、20年後を見据えた判断ができます。

社会に影響を与え、社会から必要とされ続けるロングセラーの会社になるためには、人の持つ感性、情、心を大切にす

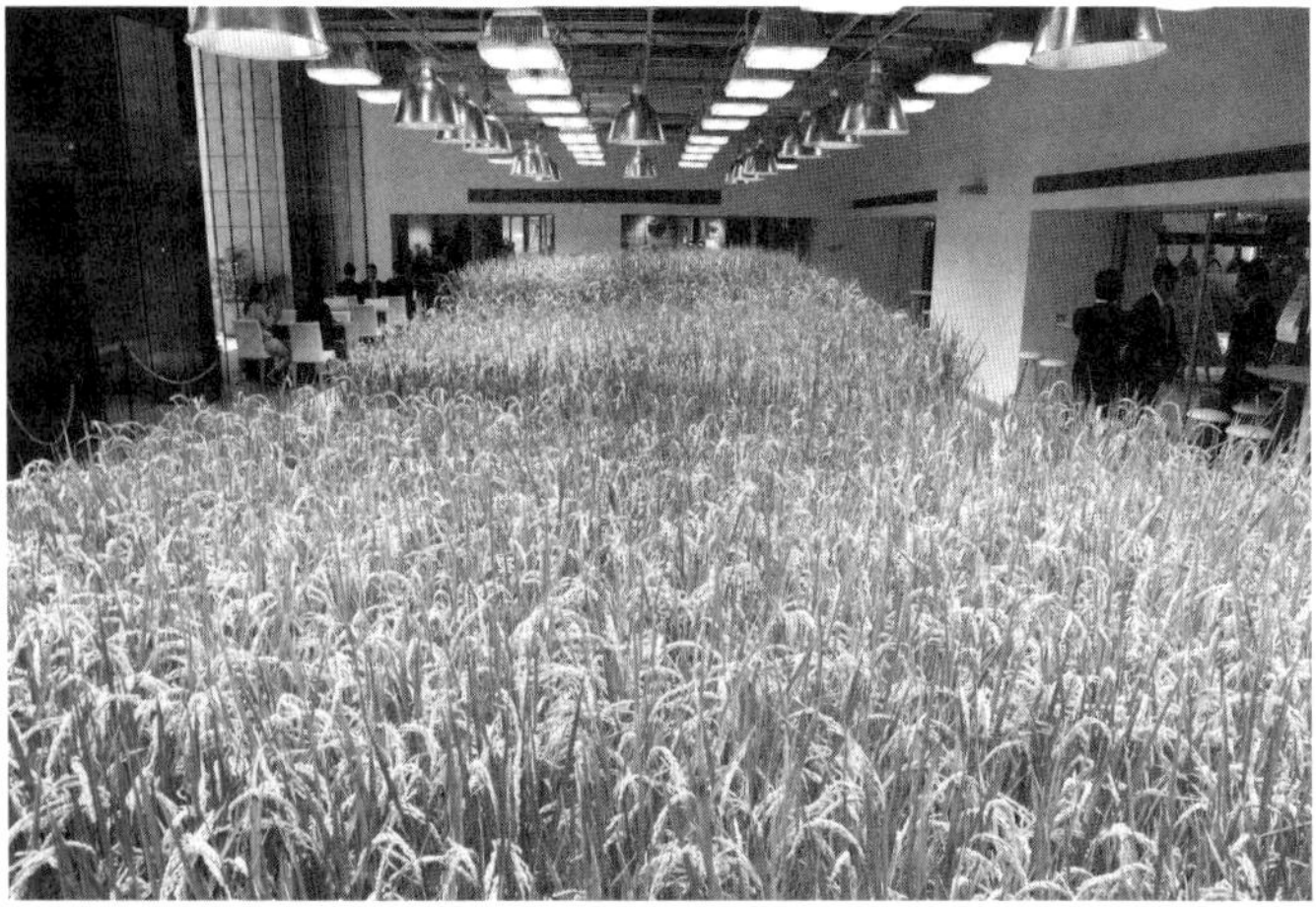
▲全館を「アーバンファーム」と位置づけた旧本部ビル（東京都中央区）

る「感性経営」こそが、求められるのではないでしょうか。

◆　◆

振り返れば、パソナグループが農業分野に注目したのは２００１年。ＩＴ（情報技術）バブルがはじけ、ＩＴ大手や製造業を中心にした大規模リストラと企業倒産の急増で、年間３５０万人近くが失業、失業率が５％台に乗るという、雇用環境が大きく悪化した年でした。

雇用創造のために、私は全国の地方都市を訪れ、東京と地方の経済格差や、若者が地元を離れて過疎化が進む現状を目の当たりにしました。そこで、都会の中高年のホワイトカラーから希望者を募

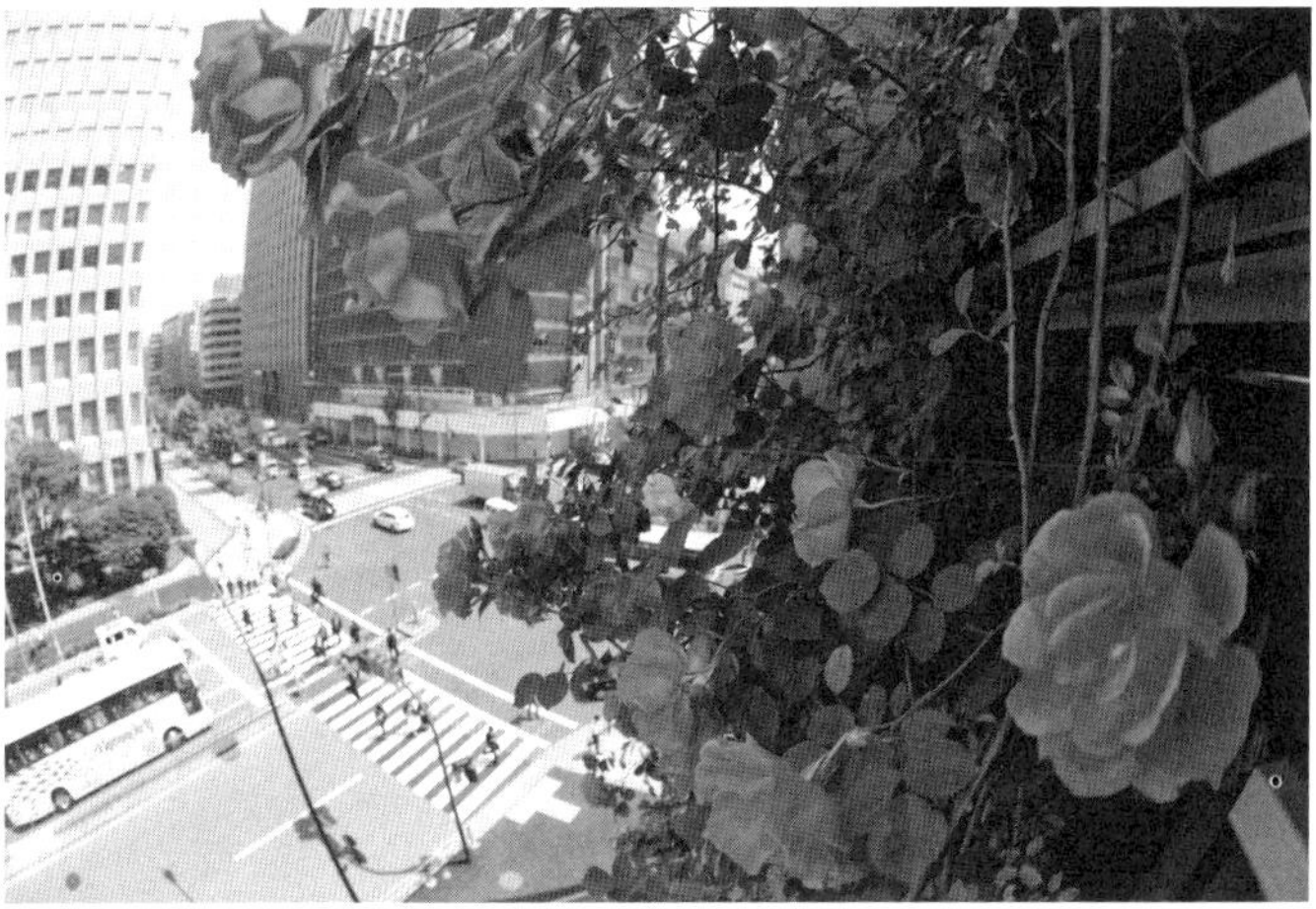

「アーバンファーム」

り、秋田県大潟村で「農業インターンシップププロジェクト」をスタートさせました。翌年からは若者にも門戸を開き、その後、青森、栃木、和歌山、淡路と拡大(現パソナ農援隊)。農業ビジネススクール「Agri-MBA」も立ち上げるなど、パソナグループはこれまでに、約1万2000人の農業人材を育成してきました。

その後も、東京・大手町にあった旧社屋で、地下農園「PASONA O2(パソナ・オーツー)」をオープンしたり、旧本部ビル全館を「アーバンファーム」と位置づけて、都会でできる農業を提案したりしました。アーバンファームでは、

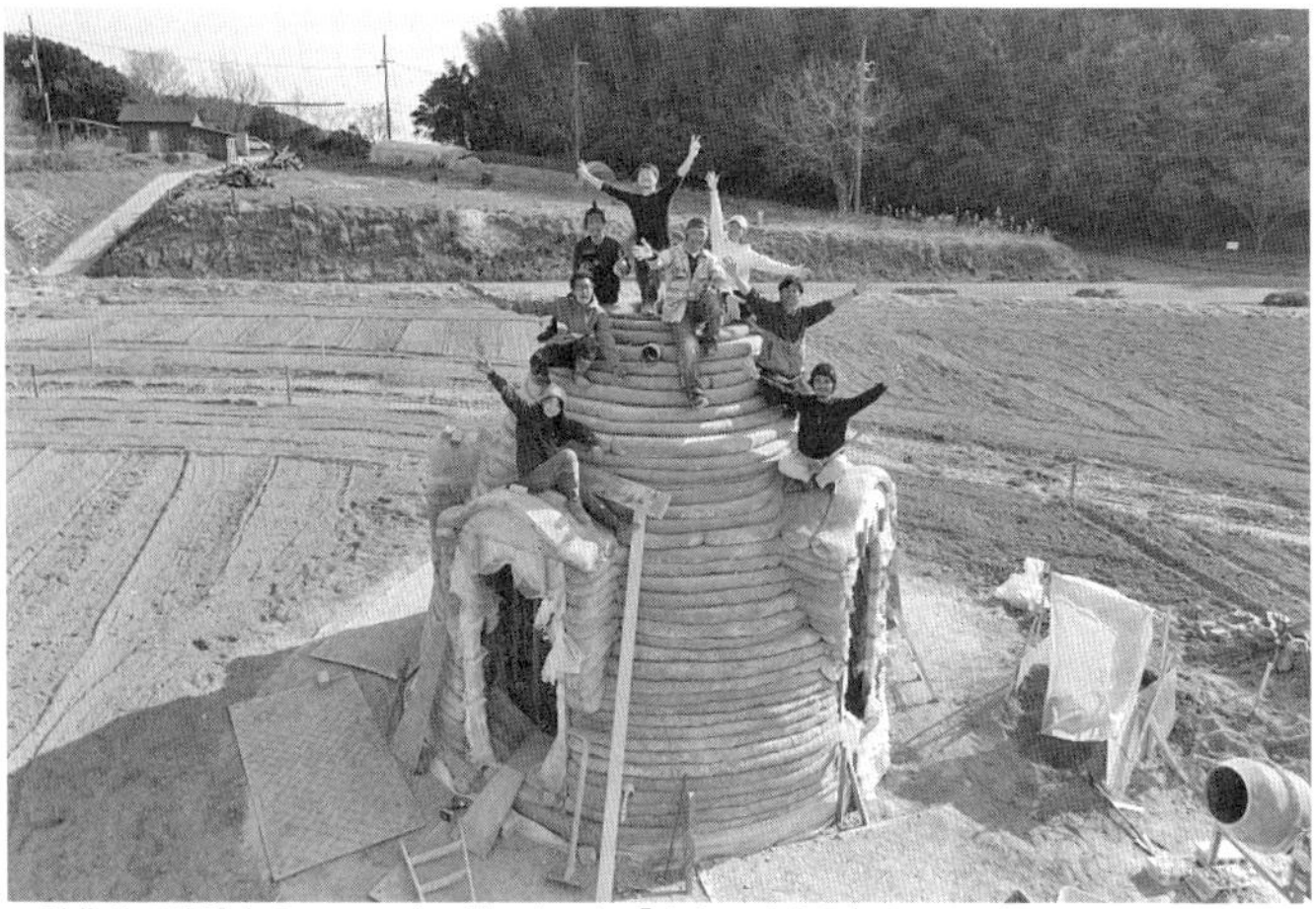

▲手作りで建設中のアースバッグハウスと「タネノチカラ」のメンバー

1階ロビーの田んぼや、最新の水耕栽培システムを利用した米や野菜栽培が注目され、修学旅行や観光バスのルートになったほか、国内外の賞を受賞したことで、海外の要人も相次いで訪れました。アーバンファームと同時期に国内で植物工場が広まり、最新の農業技術の発信と、深刻な人手不足という日本の農業課題に一石を投じることができました。

◆　◆

現在は淡路島で、さまざまな農業プロジェクトを手がけています。ビオアグリでは、無肥料、無農薬の野菜を栽培し、自然栽培を手がける地元農家をネットワーク化し、共同でレストランやホテルなどに出荷しています。

タネノチカラは、農業を通じた持続可能な社会の実現を目指すベンチャーです。淡路島の耕作放棄地を活用し、自然栽培の野菜作りをしています。地元の土を使った「アースバッグハウス」（土嚢袋を家の形状に積み上げる建物）を、手作りで建てています。平飼いの養鶏場も設置する計画で、グループが島内で展開するレストランやマルシェで、おいしい卵を提供したいと思っています。

◎化学肥料を使わないで土を生き返らせる◎

化学肥料を使うと微生物がいなくなり、農作物にとって大切な土が死んでしまうと言われています。生きている土はミネラルをたくさん蓄えていて、力強く青々とした野菜が育ちます。

１９９２年に開かれた国連の地球サミットでは、過去数十年の間に北米で9割、他の大陸で7～8割のミネラルが大地から失われていることが発表されました。

日本食品標準成分表で比較すると、国内では、20年前と比べた野菜１００グラム当たりに含まれるビタミンＣの量は、ニンジンが7から4ミリグラムに、トマトが20から15ミリグラムに、ホウレンソウにいたっては65から35ミリグラムに減っています。

ビタミンＣ以外でも、ビタミンＡや鉄分、カルシウムの含有量も減っており、化学肥料などの使用によって土地がやせてしまい、本来土に含まれているはずの栄養素が失われていることなどが原因として考えられています。食を守るということは、土を守るということかもしれません。

地方は、鮮度が高くビタミンが失われていない収穫したばかりの野菜や、キラキラとうろこが光る新鮮な魚であふれています。豊かさの定義はさまざまですが、食に関しては、地方の方が豊かで、健康的と言えるかもしれません。

都会には、世界中のあらゆる料理が集まっていますし、おしゃれなカフェやレストランがたくさんあります。お金さえあれば、高級レストランで食事もできます。しかし、見方によっては、それが真に豊かな環境とは言い難い気がします。

私たち一人ひとりの未来をつくるのが、日々の心豊かな暮らしです。健康的な食事、ストレスフリーな環境、音楽や芸術などの文化、それらを楽しむ心のゆとりが大切です。すぐに実践できるのは、毎日の健やかな食事です。笑顔あふれる食卓が、家族やコミュニティの絆を強くし、そうした文化や価値観を持った感性豊かな人と人とが交わることで、持続可能な社会に向けた新しい発想や、挑戦が生まれていくでしょう。

多くの人が共感し、試みてくれるような取り組みとして、この「ニューミール政策」を広めていきたい。一人ひとりの健康はもとより、「豊かな未来を創る」一つのムーブメントになるとうれしいです。

南部　靖之（なんぶ・やすゆき）　１９５２年生まれ。兵庫県神戸市出身。１９７６年、「家庭の主婦の再就職を応援したい」との思いで現在のパソナグループを設立し、「社会の問題点を解決する」が創業以来の企業理念。「人を活かす」こと、人々の心豊かな生活の創造を支援する「ライフプロデュース」をキーワードに、女性、中高年、シニア、若年層など年齢や性別、経験を問わず、誰もが自由に好きな仕事に挑戦できる社会インフラの構築を進めている。

２００３年からは、「農業分野」での雇用創造を目指して新規就農者の育成プログラムを全国で実施。東京・大手町に地下農場「ＰＡＳＯＮＡ　Ｏ２」や、自然との共生をテーマにしたオフィス「アーバンファーム」を設置するなど、国内外に向けた新しい農業の情報発信に注力してきた。２０１７年には「パソナ大手町牧場」を開設し、酪農分野の人材育成も開始。兵庫県の淡路島や京都府京丹後市、東日本大震災の被災地域などで、「人材誘致」を通じて夢のある産業の創造や雇用創造に取り組む独自の「地方創生」に挑戦している。

〈外部講師〉大阪大学大学院国際公共政策研究科　招へい教授

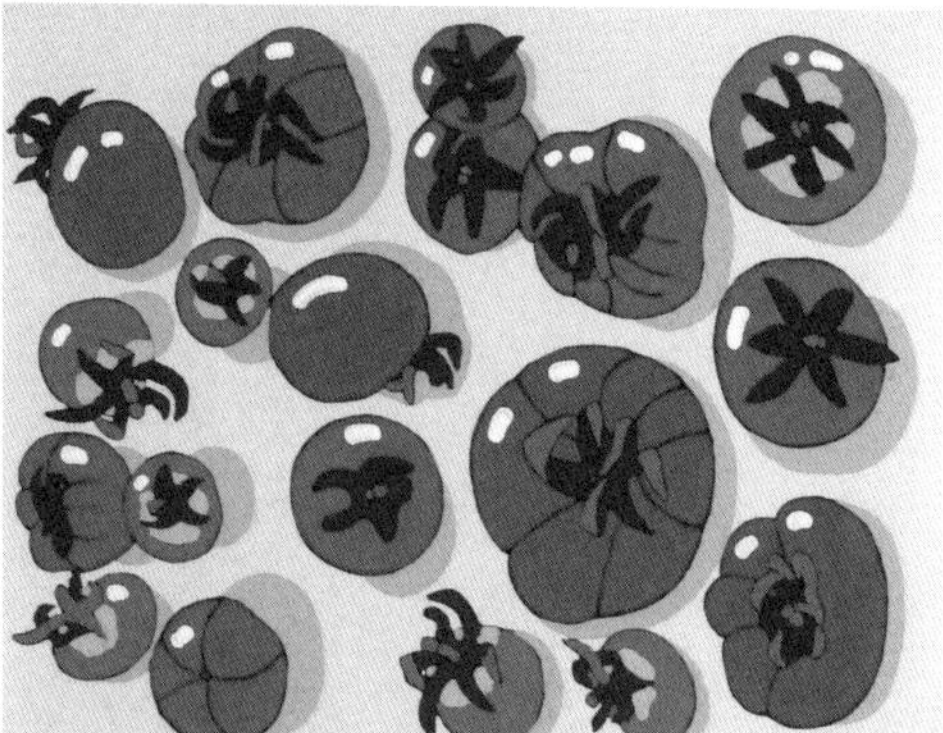

「トマト」友永 太

第2章

食と健康を考える――「食べ方」で血糖値上昇抑制

健康科学博士　和洋女子大学教授
元厚生労働省栄養・食育指導官　古畑公氏

長い平均寿命、短い健康寿命

生活習慣病は、健康寿命や人々の幸福感に関わる病気で、がんや循環器疾患、脳卒中になれば、一人ひとりの生活の質に影響を与えます。それだけでなく、医療費の増加で国家財政も圧迫します。生活習慣病の予防には、保健、医療の専門家だけでなく、企業や行政、学校がそれぞれの機能を生かし、すべての年齢層への健康支援策を充実させることが不可欠です。

ふだん、私たちは、食事、運動、飲酒、喫煙、睡眠という複雑に絡み合う健康行動によって、生活習慣病のリスクを形成していて、治療には、こうした健康行動を解析した科学的根拠に基づくアプローチが重要です。

平均寿命というのは、0歳時の平均「余命」のこと。日本は戦後、平均寿命が急速に伸びて世界でも有数の長寿国になりました。2018年の平均寿命は、男性が81.25歳、女性が87.32歳で過去最高を更新しました（2019年発表）。これに対し、健康寿命は、厚生労働省の最新の調査（2016年）で男性が72.14歳、女性が74.79歳にとどまっています。

健康寿命は、世界保健機関（ＷＨＯ）が２０００年に提唱したもので、「日常的に介護を必要とせず自立した生活を過ごすことができる生存期間」と定義されています。平均寿命から、寝たきりだったり、介護を受けたりして自立した生活ができない期間を差し引いたもので、生活の質（ＱＯＬ＝クオリティ・オブ・ライフ）を重視した考え方ともいえます。

つまり、健康寿命を終えた後の「不健康な期間」が長くなると、その本人だけでなく、家族のＱＯＬを下げてしまいます。また、国民医療費や介護給付費などを大きく押し上げます。健康増進と疾病予防、介護予防によって、平均寿命と健康寿命の差を短縮できれば、社会保障費などの社会的負担の軽減にもつながります。平均寿命も大切ですが、健康寿命に注目し、それをどう延ばしていくかが課題なのです。

血糖値上昇を抑える食事の仕方

その1　体内時計――朝食で内臓を起こす

健康を維持するために必要な体内時計の調節には、インスリンの分泌を強く促す糖質が、大切な役割を担っています。ちなみに、食事とは離れますが、夜にテレビの明るい画面を見たり、スマホをいじっていたりすると、質のよい睡眠を妨げ、ホルモン分泌を乱すのでよくありません。

朝ご飯の糖質は、眠っている脳を起こし、たんぱく質は、寝ていて低くなった体温を上昇させる働きがあります。よく眠り、太陽が昇り始める頃に朝食を摂ることで、１日の体のリズムが整います。

食後の血糖値上昇を抑えるためにも、朝食は欠かせません。朝ご飯を食べないと、昼食時の血糖値の上昇が助長されます。子供の肥満予防の観点から、生活習慣と健康について調べた富山大学の「富山スタディ」では、朝食を摂らない児童には肥満が多い――という研究結果が出ています。

その2　朝夜の食間は10～11時間

起床後の食事から就寝前の食事までの時間を10～11時間以内に制限すると、4カ月後に体重が減少したという研究成果があります。また、朝食にエネルギー制限したグループと、夕食にエネルギー制限したグループでは、夕食に制限した方が顕著に、肥満女性や過体重が改善したと報告されています。

夕食のエネルギー制限は、空腹時血糖値や、インスリン値の改善に効果的で、夕方以降のエネルギーの過剰摂取を防ぐことは、効率よく体重をコントロールし、代謝機能を改善する効果があります。

その3　糖質は朝、脂質は夕

栄養の同じ食事でも、高くなった血糖値を正常値に下げる能力である耐糖能は、朝食時に比べて、夕食時の方が低いという研究報告があります。インスリンの分泌や糖の取り込みの能力は1日のうちでも変動するので、朝に高「糖」質の食事、夕に高「脂」質の食事を摂った人に比べ、朝に高「脂」質食、夕に高「糖」質食を4週間摂取した人の方が、血糖値が高まったといいます。

また、魚から摂れる魚油による脂質代謝改善を動物実験で調べたところ、朝食での魚油の摂取によって、高脂血症や動脈硬化の指標である中性脂肪の増加や脂肪肝が緩和するという研究結果が得られています。

その4　食物繊維より先に食べた方がいいもの

ベジタブルファーストといって、「サラダ（食物繊維）を先に食べる」ことが推奨されていますが、最近では、食酢、黒酢、ヨーグルトを食前に摂取するほか、ドレッシング用オイル（オリーブオイル）などをかけて食べる方が、血糖値上昇を抑制できるということがわかってきました。

白飯だけ食べるよりも、肉（脂肪を含む）、タマネギ、タレを具材にした牛丼の方が、血糖値の上昇抑制作用が高かったという研究報告もあります。

糖化が進める老化

余分な糖質が、体内のたんぱく質などと結びついて細胞を劣化させる糖化は、老化現象の危険因子です。この糖化の際に生成される糖化最終生成物（ＡＧＥｓ）は、健康的な生活を送っている人だとそれほど増加しませんが、不適切な食生活や生活習慣、運動不足の人の場合、急激に体内に蓄積され、病的老化を進めます。

老化の三大要因には、喫煙、ストレス、紫外線による「酸化」▽代謝が低下し、ホルモン分泌が減少する「加齢」▽糖分の摂りすぎと栄養バランスの乱れによる「糖化」――がありますが、ＡＧＥｓは、体の中の生理現象にさまざまな悪影響を与えることが、近年明らかになっています。

美容面では、皮膚のくすみやたるみの原因になると言われています。

また、いわゆる悪玉コレステロール（ＬＤＬ）が糖化すると、糖化ＬＤＬになって血管壁にこびり付きやすくなり、動脈硬化、心筋梗塞、脳梗塞の危険を高めます。糖化を予防するには、急に血糖値を上げないように注意し、全粒粉パン、豆腐、納豆などの大豆製品、野菜、果物といった低ＧＩ（食後の血糖値の上昇度を示す指標）の食事を摂ることが大切です。日頃から、ゆっくりと噛んで食べることも、血糖値の上昇を穏やかにするコツです。

ＡＧＥｓはインスリンの分泌を抑制してしまうため、糖尿病の発症にも深く関わってきます。ＡＧＥｓの生成が糖尿病合併症を引き起こし、その結果、高血糖が進み、糖化ストレスが強まり、さらにＡＧＥｓが増えるという悪循環に陥ります。食育による糖化対策は、予防医学の観点からとても大切なことなのです。

子供の病気は生まれる前から

「将来の健康や特定の病気へのかかりやすさは、胎児期や生後早期の環境の影響を強く受けて決定される」という概念が発表されています。

１９８０年代から１９９０年代初頭にかけての疫学調査で、「低出生体重児は、成人期に糖尿病や高血圧、脂質異常症など、いわゆるメタボリック症候群を発症するリスクが高い」という、「ＤＯＨａｄ仮説」が発表されました。お母さんのお腹の中（子宮内）で低栄養状態にあった赤ちゃんは、出生体重が減少するだけでなく、その環境に適合しようとエネルギーを溜め込みやすい体質になります。

そのために、出生後に相対的に過栄養状態になり、肥満や糖尿病になりやすくなります。子宮内の環境が悪いと、本来、お母さんからもらえるはずの腸内細菌にも影響し、病気やアレルギーへの抵抗力も落ちてしまいます。お母さんの食事や健康は、生まれてくる赤ちゃんにも大きく影響するのです。

古畑　公（ふるはた・ただし）　１９５１年生まれ。北海道出身。東京農業大学大学院農学研究科環境共生学専攻、博士後期課程修了。国立病院医療センター栄養管理室、厚生労働省健康局生活習慣病対策室栄養・食育指導官（食育推進室長）などを経て、和洋女子大学家政学部健康栄養学科教授、同大学院生活科学系教授。公衆栄養学、公衆衛生学。健康科学博士。専門は特定健診・特定保健指導におけるメンタルヘルスと肥満要因との関連――など。

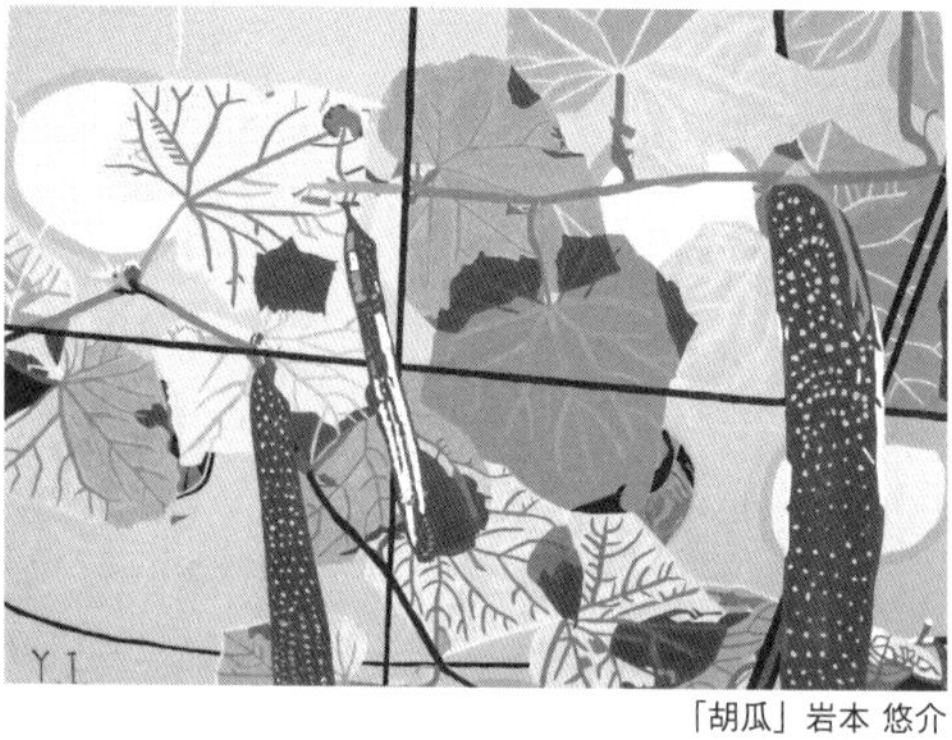
「胡瓜」岩本 悠介

第3章

子供、若者、ミドル、シニア…
［世代別］食の疑問 Q＆A

回答　薬に頼らない薬剤師　栄養学博士　宇多川久美子氏

子供、赤ちゃん▼親世代よりも寿命が短くなる？

Q　高血圧・肥満の子供が増えています

A　生活習慣病は、昔は成人病と言いましたね。でも、現代では子供でもなる病気なので、このように呼び方が変わりました。子供の頃から、欧米化した食べ物（洋食や油の多いファストフードなど）を食べていることも、大きな要因です。また、添加物が多いものを習慣として摂ることでホルモンが刺激され、成長が促進されます。実際に、幼稚園で生理になる子、肥満になる子がいます。成長が早いということは老化も早いということ。親世代よりも、寿命が短くなる心配もあります。

運動量の減少も、大変心配です。学校まで毎日送り迎えしてもらい、休み時間も外に出て遊ばない生活をしている小学生は、筋肉がつかない。そうすると、エネルギー生産ができずに体温が下がり、免疫が下がり、感染症に罹《かか》るリスクが高まります。つまり、筋肉がつかないことで、病気になりやすい体をつくってしまうのです。

Q　子供のアレルギーは、遺伝や親の食生活の影響がありますか？

A　赤ちゃんの腸内環境は、お母さんのものをそのままコピーして生まれてきます。例えば、生後半年の赤ちゃんに安易に抗生物質を使ってしまったりすると、せっかくお母さんから受け継いだ腸内細菌をすべて殺してしまいます。これによって免疫力がなくなり、アレルギーのある子供になってしまうことがあります。抗生物質に限らず、今の若いお母さんたちは一昔前と違い、必要以上にきれいに洗った野菜や、加熱したり加工したりした食品を食べてきた世代なので、子供のアレルギーにつながっていると考えられます。

また、家の外で遊ばせない、砂いじりをしないなど外部の菌と接触する経験が少ないと、免疫がつかないまま育ち、後発的なアレルギー症状も出やすくなります。ふだんの生活でも、昔の家は外気や砂ぼこりも入ってきましたが、今のマンションや住宅は密閉されています。なるべく自然に近い生活をして、新鮮な食材を食べて、免疫力をつけることが大切です。

若い女性、若者▼食を見直し、体を温めて乳がん予防

Q　学生や社会人になると、一人暮らしでなくても外食が増えたりして食生活が不規則になり、心配です

A　食事の嗜好は人それぞれなので、どんな食生活を送るかは自由ですが、将来結婚をし、母親になるとすれば、自分一人の問題ではなくなります。子供を産むなら、7年前から体づくりをしないといけません。いざ、適齢期になったからではなく、日頃から気を付けておくことが重要です。

若い頃に無理なダイエットをしたり、暴飲暴食したり、バランスが崩れると、妊娠した時に胎児に与える栄養がないので、結果的に子供に悪影響が出ます。

女性に限らず男性も、特に習慣的な飲酒は肝機能を低下させます。女性も男性も、若いうちから食習慣を意識することが大切です。

Q　どうしても、コンビニの弁当やおにぎり、外食が中心になります

A　栄養の偏りが心配です。コンビニ弁当は添加物が多く、味付けが濃いこと

ももちろんです。味が濃いということはナトリウムが多く、良質ではない塩を使っていればカリウム不足になり、体の浸透圧（細胞などへの水分の吸収や移動）を担うナトリウムとカリウムのバランスが崩れてしまいます。

また、添加物を作っているほとんどのものに、リン酸が入っています。リン酸を取り込むことで、カルシウムが、「リン酸カルシウム」として体に吸収されない形で摂取され、カルシウムの栄養素を排出してしまいます。これでは、いくら乳製品を摂取しても体がカルシウム不足になってしまうのです。体の中の４％しか、ミネラルは所有できません。４％のうち、最大値を占めているのはカルシウムです。そのカルシウムが不足するということは、体にとって深刻なことです。

まずは、自炊をお勧めします。手の込んだ調理をしなくてもいいから、自炊の回数を増やすことです。摂取したものを流せる体にすることも、効果的です。外食をして添加物を取り込んだとしても、代謝のいい流れやすい体だったら、体に蓄積してしまわずにすみます。代謝を上げるには、体を冷やさないこと、筋肉をつけることがコツです。ストレスを溜めないようにするのも、流れる体づくりに欠かせない重要なことです。

Q　若い女性の乳がんが増えているって本当ですか？

A　かなりの確率で、食の欧米化が原因です。ヴィーガン料理が注目されていますが、いい傾向だと思います。ヴィーガンという選択肢がベストだとは考えませんが、食べることの意義を考えるいい機会だと思います。もともと、その国の文化にない食事よりも、自分で歩いて行ける範囲で収穫できるものを食べる方が、体に合っています。

食事のほかに、体を冷やすことも、同じくらい大きな原因だと思います。若い女性の一人暮らしで入浴する習慣がなく、冬でもシャワーだけの方はとても多いと思います。がんは、低体温、低酸素の環境を好みます。ゆっくりとお風呂に入ってリラックスし、血流をよくして体を冷やさないことが、がん予防には効果的なのです。

ミドル、シニア▼薬は症状を抑えるだけ…食で体をつくる

Q　脳卒中や心筋梗塞を引き起こすリスクがあるのに、生活習慣病は減りません

A　これは、薬が一つの原因です。薬があるから頼りきりになり、食事や生活を見直そうという意識になりません。薬は症状を抑えているだけで、生活習慣病が根本的に改善されることはありません。高血圧を薬で抑えている間に血糖値が上がり、血糖値を抑えている間にコレステロール値が悪化してしまうこともあります。

かといって、いきなり薬を止めることで、下げている血圧や血糖値を跳ね上げさせては別な意味のリスクが生じます。食事や生活を見直しながら、薬に頼らない健康を取り戻しましょう。

Q　生活習慣病の人は、寝たきりや認知症のリスクが高いというのは本当ですか

A　食べ過ぎと運動量が少ないことで、転倒のリスクは高まります。高血圧の人が、薬で血圧を下げ過ぎてしまうと、ふらつきが起こります。
認知症については、血圧を下げ過ぎてしまうことで脳に血液が行かなくなり、脳が慢性的に酸素不足、栄養不足になって、リスクを高めると考えられています。

最後に▼安全基準で「鎖国」状態の日本

Q　東京オリンピック・パラリンピックに伴うインバウンド（訪日外国人）の増加で、食の安全性に対する意識が高まっています

A　日本人は、海外の安全基準と比べずに、国産の食べ物はすべての情報が開示され、安全であるという誤った認識でいることが多いです。島国なこともあり、日本独自の基準もできやすい環境ですね。でも、海外と比較すると、先進国の中で群を抜いて使用可能な農薬の種類が多く、実際の使用量も多い。添加物に関しても、基準が緩い。東京オリンピック・パラリンピックで多くの外国人観光客が日本を訪れ、情報がたくさん入ってくることによって、食べ物の安全性の不透明さに気づく人が増えるかもしれません。

宇多川　久美子（うだがわ・くみこ）　１９５９年生まれ。千葉県成田市出身。明治薬科大学薬学部卒。同大学助手、病院、調剤薬局勤務を経て、アメリカン・ホリスティック・カレッジ・オブ・ニュートリション（ＡＨＣＮ）大学で栄養学を学ぶ。一般社団法人国際感食協会代表理事、ＮＰＯ法人統合医学健康増進会常務理事。栄養学博士。薬に頼らない薬剤師として年間１５０以上の講演をこなし、著書多数。

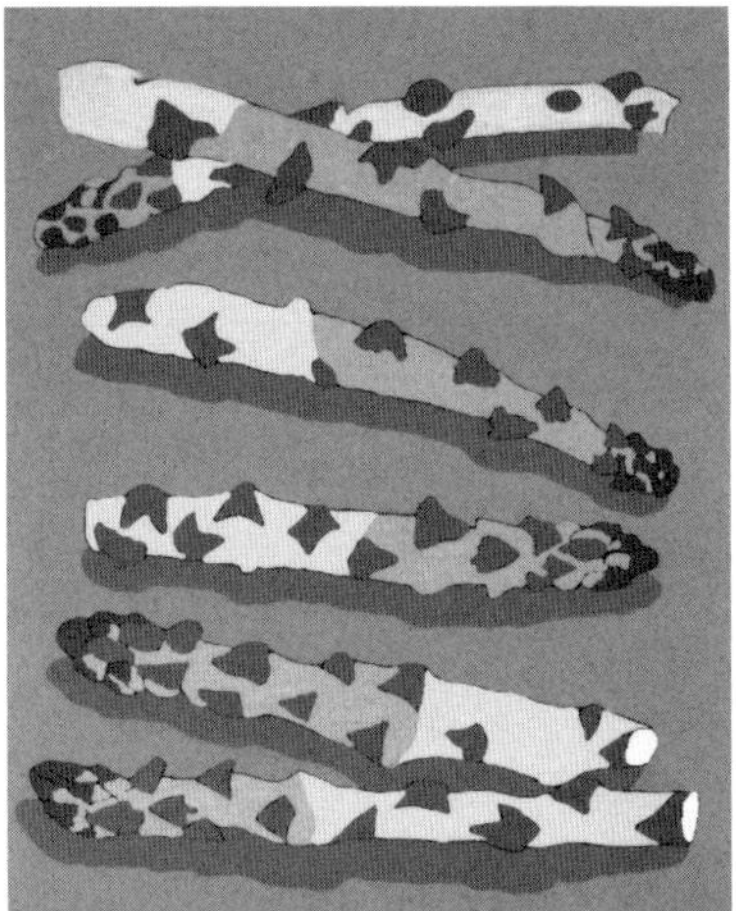

「アスパラガス」友永 太

第4章

健康寿命を延ばす、「玄米菜食」の健康食生活

❶元ミス日本代表（26）「食べたいものを食べるための知識を」
❷薬剤師の女性（61）「日本人の体に合った食事で病気予防」
❸鍼灸師の男性（45）「オーダーメイドの食事療法広めたい」

❶元ミス日本代表（26）の場合
「食べたいものを食べるための知識を」

2017ミス・インターナショナル日本代表の筒井菜月さんは、食と健康は、人生のテーマといえる大事なものだと考えている。食べたもので健康状態だけでなく精神状態が変わる。疲れた時に甘いものを食べると、血糖値が上がって一瞬は元気になるけれども、血糖値の急激な上昇、下降が、心の病をつくり出す。低GI（食後の血糖値の上昇度を示す指標）食品は、血糖値をゆるやかに上昇させる。そば、玄米などの黒っぽい食べ物がそうで、心の平穏を保つため、うどんよりもそば、白米よりも玄米という風に、血糖値を急上昇、急下降させないように心がけているという。

3歳くらいまで、アレルギー、アトピー、ぜんそくがあり、常に目や体がかゆかった。東京で生まれたので環境を変えることは難しかったが、お母さんが娘のためにと、マクロビオティック（玄米、大豆、野菜、海藻中心の食事による健康法）を始め、食卓は、玄米や豆類、野菜中心の食事に大きく変わった。

玄米菜食で、お菓子も禁止だった。おかげで、アトピーなどの症状も収まった。子供の頃は玄米の茶色いお弁当が嫌だったが、今思えば、すごく恵まれていたのではないかと思っている。

11歳の時、家庭の事情で、３歳違いの弟と長野県の児童養護施設に行くことになった。弟は施設の普通の食事を食べるようになったが、自身はお母さんとの絆を感じていたくて、それまでの食生活を貫いた。施設では玄米はなかったが、肉や卵、乳製品、魚を食べないという食事のスタイルを尊重してくれて、お肉の代わりに植物性のものを出してくれた。

学校の給食では、牛乳、肉、魚を人にあげていた。肉や卵が混ざっているものは、ていねいに取り除いて食べた。

幼い時のアレルギーは、食べ物ではなく、花粉やダニ、ハウスダストが原因だった。お母さんは、菜月さんがお腹の中にいた時、高速道路沿いの社宅で暮らしていた。さらに、今は50代前半のお母さんは子供の頃、東京の下町で両親共働きのかぎっ子で、食事は電子レンジで温めて食べ、おやつも安い駄菓子を食べていた。まさに、「添加物世代」。お母さんの食生活と自身のアレルギーには関係があると思う、という。値段と食べ物のいい悪いはイコールで、特に都心では、新鮮な食材は高いお金を出さないと手に入らなかった。

弟に、アレルギーはなかった。すでに、高速道路沿いの家から引っ越していたし、自分が生まれる時、お母さんの体の中に溜まっていた添加物や環境に悪いものを受け継ぎ、お母さんの体をきれいにしたと考えている。

しかし、そんな菜月さんも、17歳で中華料理のチェーン店でアルバイトを始めると、油がよくなかったのか、従業員向けのまかないの食事で、どんどん太っていった。肉も卵も油も糖質も過剰で、血糖値の上下で心の病気になった。

独り暮らしで大変なせいだと落ち込んでいたが、食べ物の変化や孤食という食生活が原因だった。

ミス・インターナショナル世界大会に出場する年、フィリピンで半年間、トレーニングを受けた。一番、食べ物に気をつけた時期だった。一日の食事は、朝は玄米3さじと魚のスープ、間食にバナナ、夜は魚スープと野菜炒め。糖質を控え、ハードなトレーニングで体脂肪率を9％まで下げた。

この食生活をするとどうなるか―。ドーパミンという神経伝達物質が出て、常にやる気とエネルギーにあふれていた。

ところが、ミス日本代表になると、47都道府県を飛び回り、全国のおいしいものを食べる仕事が続いた。ある時、突然、ものすごく眠くなり、知事の前で居眠りをしてしまったことがあった。どうして起こったのか悩み、病院に行ったが、過眠症でもないし、睡眠障害のナルコレプシーでもない。でも、寝てしまう。

通い始めた睡眠外来で、ジェットコースター血糖と診断された。糖質の多い食事で血糖値が急上昇し、インスリンが大量に分泌されると血糖値が急下降する。食後の眠気や集中力の低下だけでなく、糖尿病につながり、脳卒中や心筋梗塞の原因にもなる。

ミス日本の仕事が終わり、その後もカフェイン剤などを飲んでがんばっていたが、今度は不妊で悩むようになった。夫婦で検査を受けたものの、原因不明。通っていた統合医療のクリニックで、腎虚（東洋医学の病名で泌尿、生殖器系の機能低下による症状）体質とわかった。

若い女性に腎虚は増えていて、特徴としてはトイレが近かったり、冷え性だったりして、妊娠しにくく、落ち込みやすいという。腎機能を高めるために　漢方を飲んだり、体を温めたりしているが、食事の影響も大きく、糖質を控え、新鮮なものを食べるように工夫している。

ふだんは、寝かせ玄米を主食にしている。玄米に塩と小豆を入れて炊いて、保温したまま2、3日経つと、発酵して粘り気や酵素が出てくる。楽なので、働いている人にお勧めという。

あとは、お味噌汁。無添加のあご（トビウオ）パウダーなどで出汁を取り、ダイコンやゴボウ、ニンジンなどを入れる。

昼は外食で、食べたいものを食べるが、そば好きで、〝そば率〟が高い。夜は夫と二人で、野菜がたくさん摂れる鍋料理を食べる。大切にしているのは、3食必ず食べなければいけないという考えにとらわれるのではなく、体の声を聞いてお腹が空いた時に食べることだ。

食事に関して、若い女性、特にお母さん予備軍に伝えたいことがある。

一番大切なのは、食べ物がどこから来て、何が入っているのか理解した上で、好きなものを食べること。無知が一番恐い。添加物などの基礎的な知識をきちんとつけてから、好きなものを選んでほしい。

体の声に素直に従うのはいい。ただ、知識があれば、添加物まみれのスナック菓子を食べたいという気持ちを抑えることができる。わかっていても食べてしまうのは、何らかのストレスがある心と体の状態なのだと自覚できる。カップラーメンを毎日食べるとか、食の選択は本人の自由でいいとは思うけど、何が今の心身に起きているのか、自分と向き合ってほしい、という。

もう一つ、経済的な所得格差で、「健康格差」が生まれてはいけないと思っている。有機農法で栽培された野菜や無農薬野菜は値段が高いし、手に入りづらい時は、自宅で野菜を洗う際に、農薬を取り除くことができる方法もある。毎日の食を楽しみながら、心身の健康を整えて生きていきたいという。

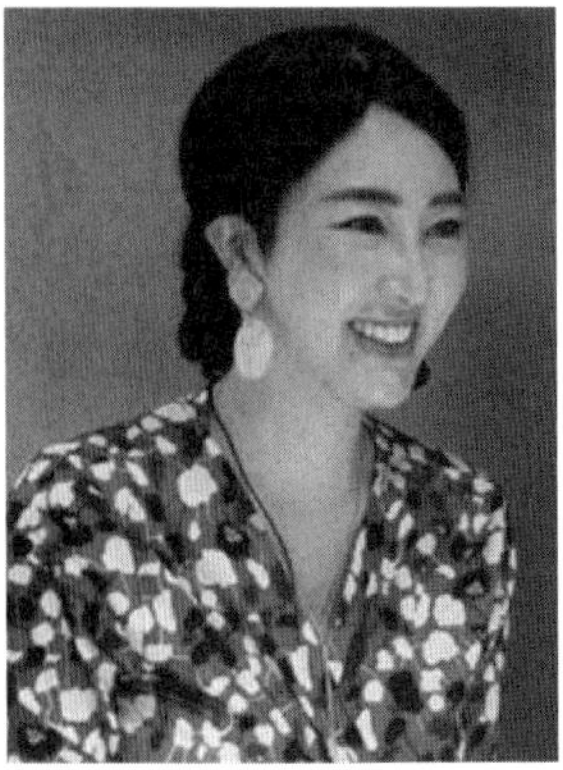

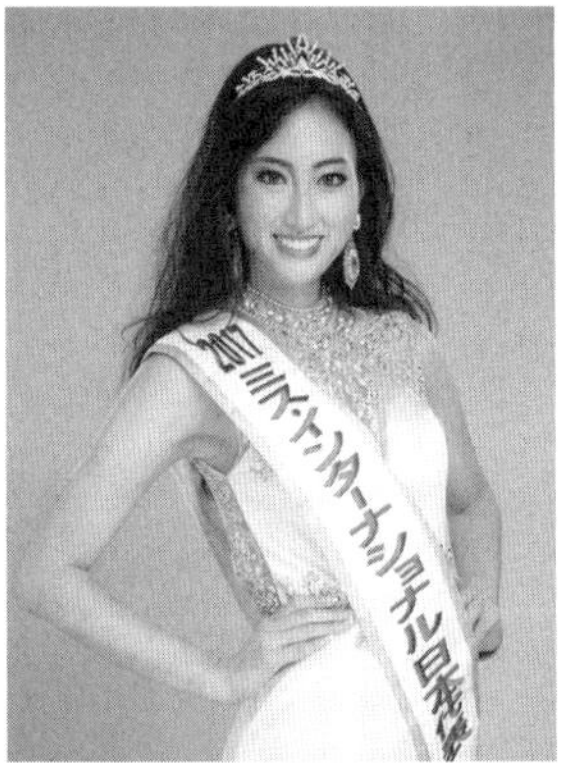

筒井　菜月（つつい・なつき）　１９９３年生まれ。東京都出身。２０１７ミス・インターナショナル日本代表、世界大会5位。20歳の頃からバックパッカーとして世界各地を単独で周り、フィリピンでスラム街の子供たちのための地域支援センターを設立。ミスインターナショナル世界大会後は、自身の体験から、心身の健康と幸せの本質をテーマにボランティアや講演活動を全国で行っている。パソナグループＰＲアンバサダー、ビューティー　ヘルスケア　アンバサダー。

❷薬剤師の女性（61）の場合
「日本人の体に合った食事で病気予防」

薬に頼らない薬剤師の宇多川久美子さんは約15年前、大学院で栄養学を学び直したのをきっかけに、自らの食事を改善した。薬剤師時代に、生活習慣病の患者の薬が減らないばかりか、逆に増えていくのを目の当たりにし、本当に必要なのは薬ではない、食と運動をしっかりしないと、体はつくられないと強く思うようになった。生活習慣病の薬は症状を抑えるが、病気を治してくれるわけでも、ましてや健康になっているわけではない。飲む量が1錠から2錠に増えれば、病気は悪化していることになる。

子供の頃からの持病で17錠の薬を常用していたが、食事を見直した結果、必要なくなった。運動は、ウォーキングのみ。正しく歩くことで、持久力を鍛える。歩く姿勢を変えると、生きる姿勢を変えることにもつながるという。

1日の食事は、基本的に夜1食だ。玄米と、ダイコンやキャベツなど野菜のたくさん入った味噌汁。納豆入りオムレツ、豆腐をネギとおかかで、油揚げや厚揚げなども好物だ。他に、野菜サラダと手作りの漬け物など。卵も、たんぱく源として食べる。食材は成分表とにらめっこしたりせず、地元のスーパーマーケットでふつうに買う。

ただ、講演後に誘われれば、嫌いなものは一切ありませんと答え、何でもおいしくいただく。焼肉店にも行くし、会場が居酒屋なら、から揚げやフライドポテトも食べる。

自身の食事のスタイルはあるものの、あくまでも自然体だ。原則1日1食なので、摂り過ぎた分は、翌日の夜まで何も食べずに調整する。基本的には食事と食事の間は、12時間空ける。

空腹を感じることは少ないが、そういう時には、ナッツや果物を口にする、ナッツはビタミンEが摂れるし、ナイフを入れたり、加工したりしなくても丸ごと食べられるホールフードというのもいい。ここから芽が出てきてまた実るわけで、実の中に全エネルギーが含まれているという。

理由は同じで、魚を食べることもあるが、大きい魚は解体して細かく切らないといけないので、小魚、それもなるべく火を通さなくていい干物がいい。子供たちが魚を食べる時も、切り身で出たら、「（命を）いただきます」の意識が育たないという。

自らをベジタブルファーストの「緩いヴィーガン」と称するが、ヴィーガン料理でよく使われる大豆ミートについては、肉と同じような味や食感にするために、何かしらの加工をしているのは自然でないと考える。

健康のためよりも、自分の気持ちに従ったらこうなった。宗教上の理由とか主義ではなく、食べたくなったら食べる。１日３食が決まりだと思っていると、昼だけど、お腹が空いていないからそばでいいや、時間がないからパンでいいや、となる。空腹時に食べるからこそ、感謝の気持ちが生まれる。

朝からお腹が空かないタイプの人は、胃腸が休みたいと思っている。体が欲してないのに精をつけようと無理して食べると、胃腸を痛めることになる。

ただ、これはあくまでも、栄養過多になっている大人の話であって、子供に対して食べたくなったら食べればいいだと、社会規律や栄養面でも問題だ。

妊婦さんや若い人、子供はきちんと食べて、スポーツをやっていて肉が食べたいという子供には、食べさせた方がいいという。もう成人したが、学校に通っていた子供たちの弁当を玄米にしたら、「茶色くて嫌だ」と言われ、白米に戻したことも。

米国の大学院で、ナチュラル・ハイジーンの考え方を学んだ。人間は体内時計が働いていて、ものを吸収するのは昼12時から夜の8時まで、それを体が吸収していくのが夜8時から朝4時、朝4時から12時までは排泄の時間というものだ。自分にはその考え方がよく合い、朝ご飯を食べないと体調が良くなった。だから、1日3食が合っている人は、きちんと食べればいい。

肉や乳製品の過剰摂取が体にいけないとか、日本人に合わないという議論がある。確かに、アスリートでも野菜中心の食生活の人がいて、肉を食べないと体ができないというのは幻想。植物性のものからたんぱく質は摂れるし、レバーや卵を食べないと不足するというビタミンB12も、もともと親からもらっていて、体でリサイクルして使えるシステムになっている。

日本人は農耕民族だったので、狩りをするDNAを持つ民族とは異なり、獣を追って移動するのではなく、その土地に農作物と田んぼを作り、米や野菜を食べて体をつくってきた。

遺伝的な要素でいえば、日本人はのりを食べるけど、欧米の人はのりや海藻を食べる文化がなかったから、のりを消化しづらい。寿司ブームといっても、生の魚やのりで巻いたものを食べるのは、あまり体に合わないはずで、それは日本人がステーキを食べるのと同じだという。

牛乳も、日本人の男性は牛乳を分解する酵素を持っていない人も多いし、牛の乳なのだから人間が飲んで体にいいものなのかと。

２０１３年に、日本の「和食」は、ユネスコの無形文化遺産に登録された。食材やその持ち味を生かす調理、盛り付け、一汁三菜のバランスの取れた食卓、動物性油脂を多用しないことなどが評価された。

残念ながら、いただきますというあいさつの文化は登録理由にはならなかったが、出されたものは肉でも魚でも、おいしく食べるという。「いただきます」「ごちそうさま」の感謝の気持ちで…。

※略歴は第３章参照

❸鍼灸師の男性（45）の場合
「オーダーメイドの食事療法広めたい」

神戸市で鍼灸治療院を開業していた長島晃さんは、スポーツトレーナーを目指して鍼灸師になり、柔道整復師の資格も取得した。高校までサッカーをしていたが、勤めていた兵庫県内の鍼灸接骨院では、全日本のバレーボール選手のけがの治療を担当した。助手として高校バレー部の遠征にも同行し、週1回はフィジカルトレーニングや鍼《はり》治療に当たった。

開業後は、けがや痛みといった外傷の治療だけでなく、めまいがするとか、調子が悪くて通院できないと、体調不良を訴える患者さんに多く出会った。日本はそう遠くないうちに、超高齢化社会が訪れる。体調を崩してから治療する前に、内蔵を元気にして病気にならない体をつくる。そのためには、食事による自然療法が必要だ。そう、考えるようになった。

血圧が高くて動けない、頭がふらついてボーッとするという患者さん、降圧剤や痛み止め、睡眠剤、精神安定剤など10種類以上の薬を飲んでいる高齢の患者さん。70、80代の人も多いが、食事習慣を見直さなければいけないのは、働き盛りのミドル世代だ。今のままでは長生きできないな、と思う。暴飲暴食で酒量が増えると、飲んでいる時は一時的に血行がよくなるが、寝ている間に反動で体や内蔵が冷え、腰痛などになる人も多い。胃腸の負担は、裏側にある腰に症状が現れることがあるという。

食事による自然療法は、東洋医学の五行《ごぎょう》という思想に基づき、望診（視診）によって、体や顔に現れる病気のサインを読み取る。そのサインによって、酸味、苦味、甘味、辛味、かん味（塩辛い味）と、その時の体に必要な食事を指導する。

今のおじいちゃん、おばあちゃんのシニア世代は、もともと質素な食生活だが、その下のミドル世代は、飽食、肉食、外食が定着し、油ものの摂取も多い。つらい症状はあるのに、病院に行くと、異常がないと言われてしまう。そうした「未病」の患者さんの体調不良の原因を望診によって判断し、オーダーメイドで食事の改善をしていきたいという。

薬膳は薬ではないが、身近な食材で、それぞれの病気に合った食事を指導する。精進料理やヴィーガン料理とは、そこが違う。

ミドル、シニア層には、炭水化物の摂り方を工夫してほしいという。食べる順番は、野菜→たんぱく質→炭水化物。玄米を推奨するが、難しければ白米を半分混ぜてもいい。味噌汁、豆腐や納豆、海藻類、小魚もＯＫだ。加工食品は避ける。言うなれば、昔からある日本の食卓が理想の食事だ。

日本人は日本人の消化酵素を持っていて、海外でスーパーフードといわれるものでも、それが自分たちの体に合うかはわからない。身近なもので、自分の体を守れるものを食べるのが基本。地産の自然にできたものが理想で、人工的に作られたものはなるべく摂取しない。女性は、スイーツの白糖は、太るだけでなく、むくみや冷えにつながるから、食べ過ぎないように。甘いものが好きなら、黒糖や和三盆を選ぶようにした方がいい。

日本では当たり前のように摂取している添加物の中には、海外では禁止されているものもある。

加工品では、栄養成分表示だけではわからないものもあり、添加物はゼロにはできないが、自分で理解できないものには注意する。体にそのまま蓄積されてしまう添加物もあることをきちんと意識すれば、少しは摂取を減らすことができる。

自身の食事は、朝は玄米おにぎりと、アオサや、ワカメの味噌汁。お腹が空いていなければ、食べない。夜は米を食べずに、納豆、豆腐、野菜中心。昼は外食で、とんかつでも焼肉でも自由に何でも食べる。

夜中の９時、10、11時に晩飯を食べる人も多いから、そういう人は、朝は無理して食べなくてもいい。仙人みたいな暮らしをするなら別だが、成長期の子供や若い世代は、エネルギーやパワーを消費するので、食べたければ肉だって食べればいいと、自然体だ。あとは、体に軽く負荷をかける早歩きや、大股歩きを勧める。

食事の基本的な考え方は、体に悪いものをなるべく摂らないこと。そして、地産の新鮮な野菜を食べて、体内の不要物や老廃物を排出できる体をつくることだという。

長島　晃（ながしま・あきら）　１９７５年生まれ。神戸市出身。明治東洋医学院専門学校で鍼灸師、柔道整復師の資格を取得。関西で、高校バレーのスポーツトレーナーなどとして活躍後、神戸市で鍼灸接骨院を開業。現在は企業の鍼灸師として勤務し、社内外のセミナーなどの機会を通じ、食事による自然療法の発信を目指す。

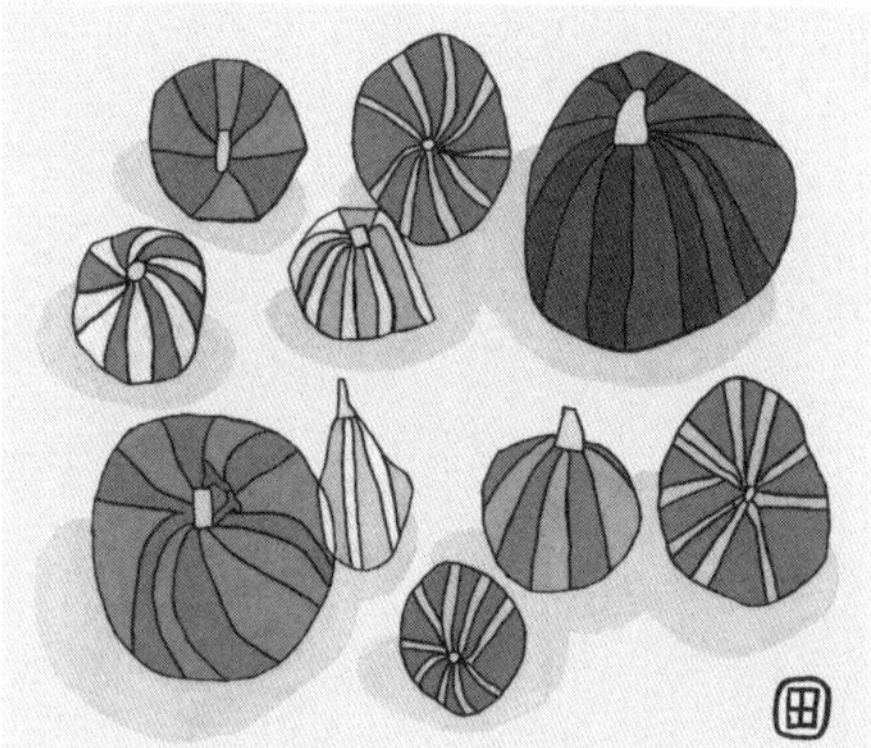

「カボチャのまり」田中 正博

第5章

ヴィーガン料理とスイーツでお出迎え〜

淡路島のハローキティショーボックス
——和食シェフと、パティシエに聞く

❶米谷博幸　和食シェフ「日本の食文化を見直すきっかけに」

――ヴィーガン料理を手がけたのは初めてだそうですね。食材や調味料については、どのように研究され、調達しましたか

米谷　もともと和食の料理人ですので、野菜の素材を生かす方法はよく知っていました。食材は、食の宝庫である淡路島産を中心に調達するようにしています。淡路島というと、淡路牛や海の幸、タマネギが有名ですが、野菜も新鮮でとても魅力があります。

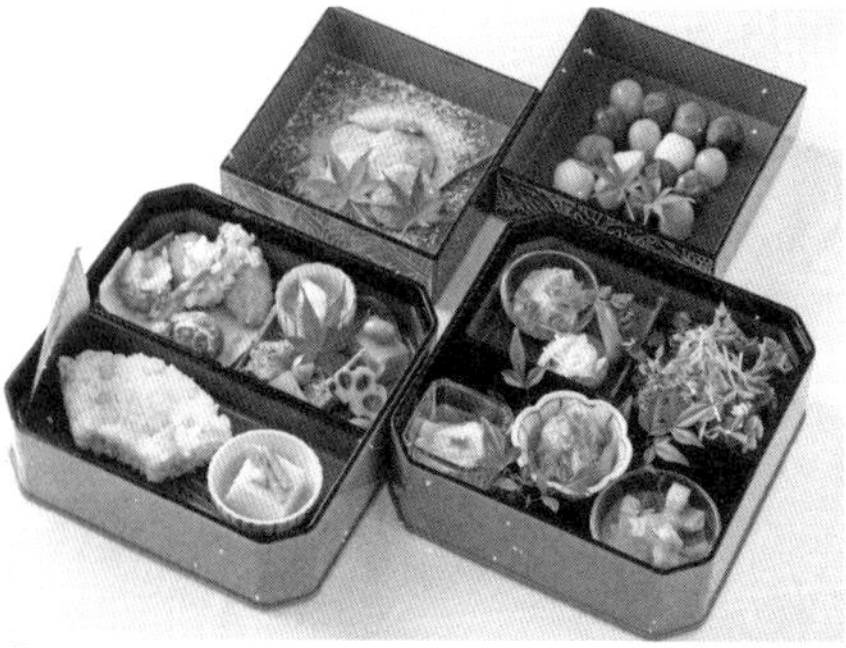

▲「ハローキティショーボックス」で食べることができるヴィーガン料理の和食のお重（兵庫県淡路市）

――メニュー開発で工夫したことは

米谷　ヴィーガン料理は、見た目だけでなく、肉や魚の味、食感を野菜や大豆などで表現しなくてはいけません。そこが一番、苦労しました。
多くのお客さまに好評いただいているハンバーグや肉団子は、代替素材である大豆ミートだけでは生地としてまとまりませんでした。ふつうのハンバーグは、肉の成分と卵や牛乳のつなぎで生地を固めますが、ヴィーガン料理でこれを再現するために、豆腐や山芋、片栗粉などをつなぎとして使い、生地を固めました。
これも、初めからレシピがあったわけではなく、試行錯誤をしながらたどり着いたものです。

――ヴィーガン料理のメニューは、何種類くらいあるのでしょう

米谷　約15種類の料理が、２重のお弁当に詰まっています。代表的なものは、豆腐ハンバーグ（大豆ミート、豆腐）▽白身魚のフライ（豆腐、レンコン、生おから）▽野菜彩々（トマト味噌）▽うなぎの蒲焼き（じねんじょ、レンコン、のり）▽牛肉のしぐれ煮（大豆ミート、コンニャク）――などです。

――料理の食感と味が、とてもいいですね。添加物を極力使っていないため

なのか、味付けがしっかりしているからなのでしょうか

米谷　おっしゃる通り、素材の味が引き立つ料理になっています。ただ、そのために、味付けを強めにするようなことはしません。

例えば、現在、提供しているハンバーグは、確かにお肉に比べて大豆ミート自体の味は弱いので、ソースの味付けでお客様にご満足いただけるように工夫しています。今は、黒酢のおろしポン酢をソースとしてかけていますが、ソース自体を濃い味にするようなこともしていません。

――大豆ミートで、料理の世界が大きく広がっているように感じます

米谷　食材として、とてもよくできたものだと思います。今、ハローキティショーボックスでは、小さなお肉の形に成形されているものと、そぼろ状になっているものと、2種類の大豆ミートを使っています。

ハンバーグや肉団子は、そぼろ状のものから、また、成形されている大豆ミートで、しぐれ煮を提供しています。

海外のお客さまが増える中で、アレルギーだけでなく、宗教や主義としてさまざまな食の選択をされる方がいます。ヴィーガン料理は、そうしたお客さまにも喜ばれる料理だと思います。

実は、ハローキティショーボックスの立ち上げにあたり、初めは、「普茶料理」というテーマで料理づくりを進めていました。これは、精進料理です。私も和食料理の人間ですが、ヴィーガン料理とは、「海外の精進料理」であると感じています。

――ヴィーガン料理は、東京オリンピック・パラリンピックを控えたインバウンド（訪日外国人）の増加だけでなく、健康への意識の高まりから、日本人にも人気です

米谷　健康やダイエット志向で、ヴィーガン料理は日本中に広まっていくと思います。ただ、それが地方にまで広がるのには、時間がかかるのではないでしょうか。日本には一汁三菜という伝統的な食文化があり、どの家庭の食卓でも、お米とお味噌汁と、おかずが3品というのが日常の光景でした。

その頃は、しっかりと野菜を食べていたし、いろんな種類のおかずを食べてお腹いっぱいになるから、「ドカ食い」することもなく、日本人はみんなスリムで健康でした。ダイエットのためのトレーニングもいいですが、そもそも、日本独自の食文化が戻ってくれば、いろいろなことが解決に向かうのではないでしょうか。

――高度成長期に急速に進んだ洋食化や家族構成の変化で、日本の食卓は大きく変わりました

米谷　時代の流れとともに、特に都市部では、外食文化や冷凍、レトルト食品などの手軽な食品が普及し、一汁三菜をしっかりと食べる家庭が少なくなってしまいました。だからこそ、都市部を中心に、今の健康ブームが来ているのではないでしょうか。

私もそうですが、健康やダイエットという言葉の裏に、日本らしい食卓、食文化が戻ってくればいいと考えている人は多いと思います。

ハローキティショーボックスに来られる方の反応を見ても、ヴィーガンを楽しんでくれています。健康的な新しい食として、興味を持ってもらっている。そういう意味で、「ヴィーガンとは何か？」というところから、足元の食を見直す機会を社会に広められれば、と思っています。

❷佐和大輔　パティシエ「スイーツレシピ、一から開発」

――パティシエとしてヴィーガンスイーツを担当されていますが、レシピ開発にはどのように取り組まれたのでしょうか

佐和　今でこそ、約20～30種類のメニューがありますが、ヴィーガンスイーツには、確立したレシピがまったくなく、すべて一から作り上げました。代替品として、牛乳の代わりに豆乳、卵の代わりに米粉、タピオカ粉などを使っていますが、これもすべて、試行錯誤の末にできたものです。まだ、ヴィーガンに特化したパティシエは、あまりいないと思います。

レシピ開発では、豆の臭いを取り除くのに苦労しました。ヴィーガンスイーツは、豆を使うケースが多く、形を整えても豆臭さが残ってしまう。

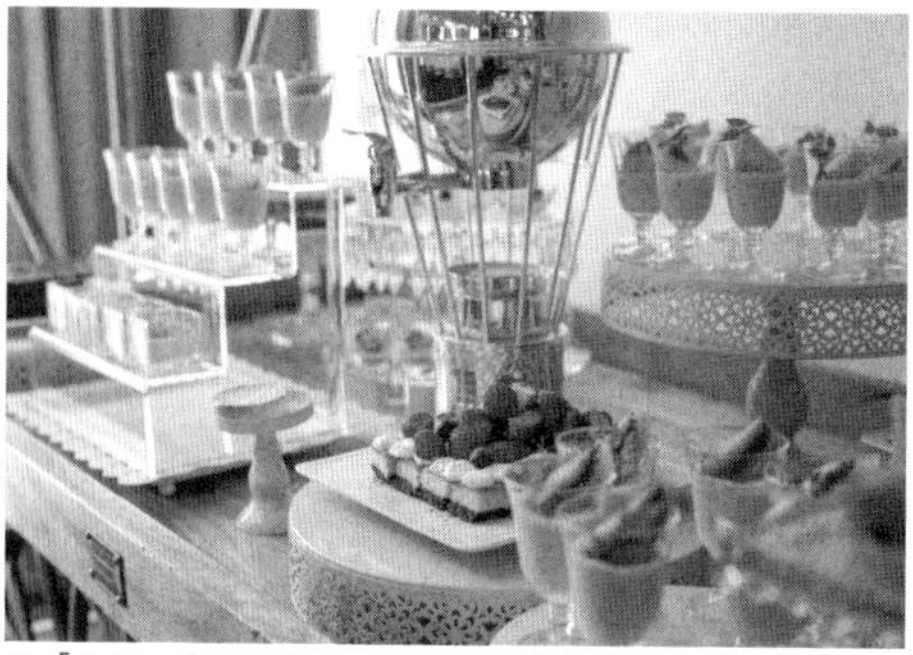

▲「ハローキティショーボックス」のヴィーガンスイーツビュッフェ

いろいろと試した結果、豆乳、豆乳クリームにアーモンドミルクを一定量加えると、卵の風味がすることが分かり、味についても満足のいくものになりました。
ヴィーガン料理と違い、大豆ミートなどのヴィーガン用の食材があるわけではないので、レシピにないものを掛け合わせて、新しいものを生み出さなくてはいけなかったわけです。今も、マカロンの改良に取り組んでいます。

――ヴィーガンスイーツは、適度な甘さや食感が体に優しい気がします

佐和　砂糖や調味料を加えるようなことは、していません。どうしても、スポンジ生地などのパサつきが目立ったため、粉の割合を変えたり、生地とクリームの間にシロップの層を挟むなど、しっとり感を出せるように工夫しています。風味を出すために、野菜のパウダーも使っています。カボチャのプリンには、カボチャのパウダーが入っています。自然なおいしさの秘密です。

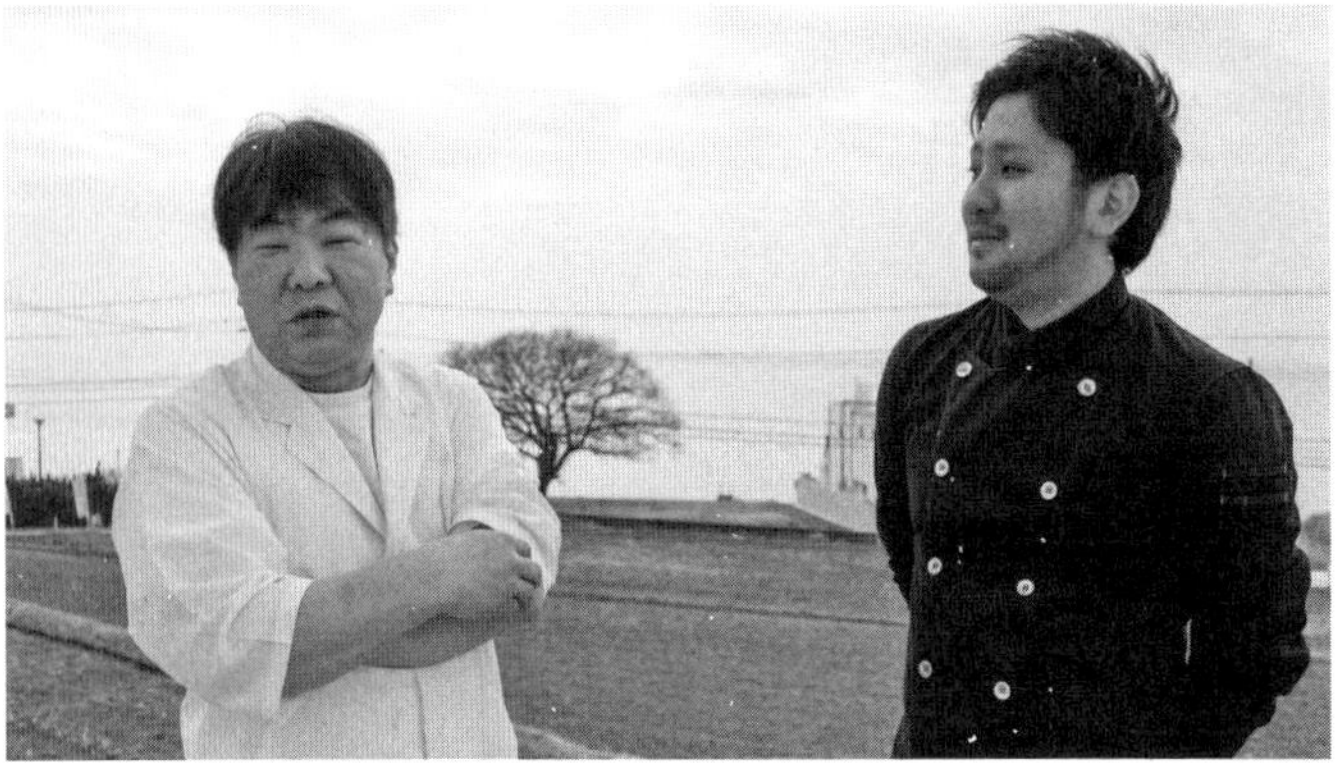

佐和　大輔（さわ・だいすけ）パティシエ
1986年生まれ。兵庫県洲本市出身。神戸国際調理製菓専門学校卒。京都のパティスリーを経て、イタリアンやフレンチなど幅広い料理を学んだ後、淡路島に戻り、「オーシャンテラス」料理長。2020年2月、「ヴィーガンスイーツ研究所」所長。
写真　右

米谷　博幸（こめたに・ひろゆき）和食シェフ
1966年生まれ。大阪市出身。関西を中心に、ホテルや豆腐料理、割烹、小料理店などで和食の料理人として活躍。2012年にプライベートレストラン「澪風林《れいふうりん》」料理長、同年度大阪府知事賞受賞。その後、淡路島に移り、19年8月からハローキティショーボックスの和食シェフ。
写真　左

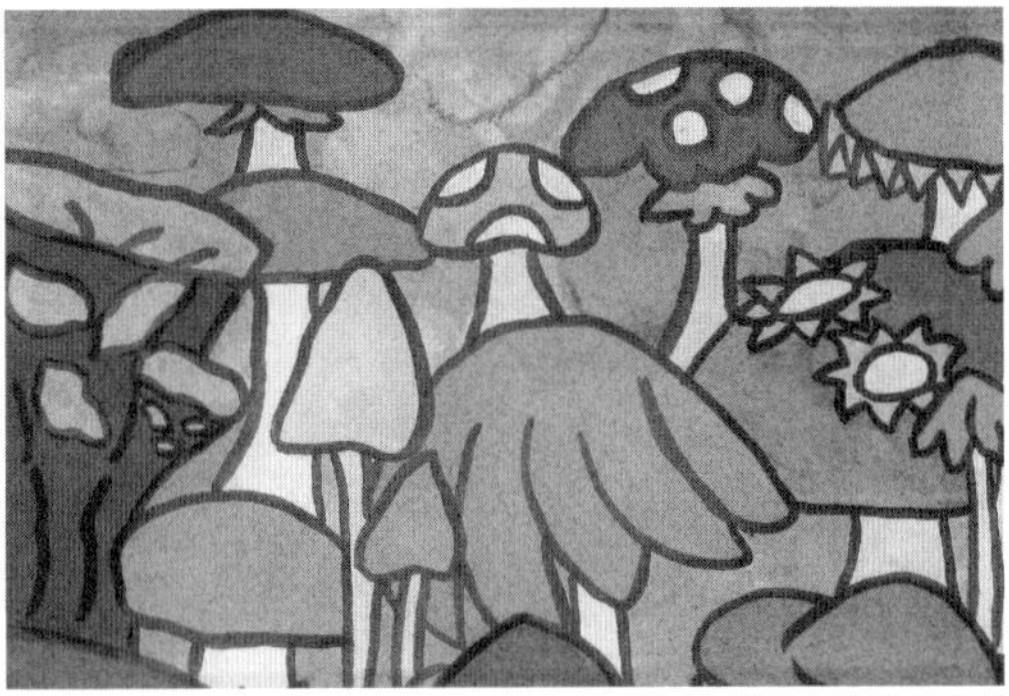

「キノコ祭り」佐竹 未有希

第6章

識者座談会

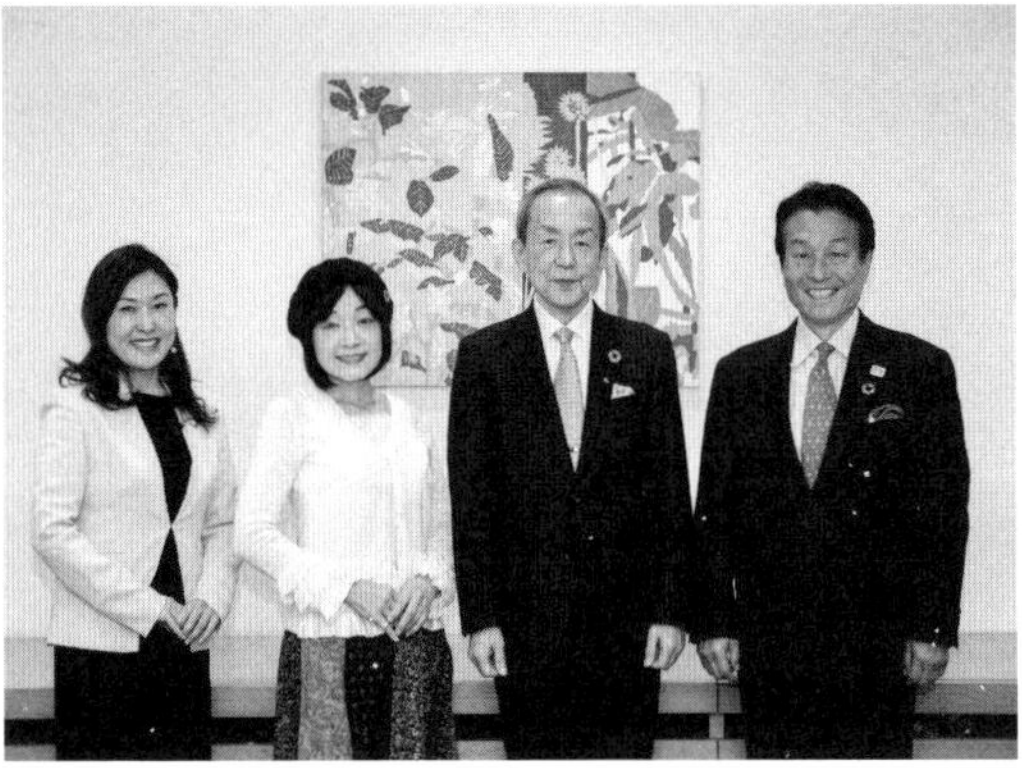

▲左から、外岡氏、宇多川氏、信川氏、南部代表

出席者（発言順）

信川益明（のぶかわ・ますあき）

一般社団法人日本健康科学学会理事長、一般社団法人日本健康食品認証制度協議会理事長、日本健康生活提案委員会委員長、元慶應義塾大学医学部教授、医師、医学博士

宇多川久美子（うだがわ・くみこ）

一般社団法人国際感食協会理事長、特定非営利活動法人統合医学健康増進会常務理事、薬剤師、栄養学博士

外岡瑞紀（とのおか・みずき）

特定非営利活動法人国際連合世界食糧計画ＷＦＰ協会マーケティングコミュニケーションマネージャー

司会

南部靖之（なんぶ・やすゆき）

パソナグループ代表

持続可能なライフスタイルとは

南部　最近、食と健康に関する知識を少し得たことで、ダイエットメニューや体にいい食べ物を試みています。健康を維持するためには、いかに持続可能なライフスタイルをつくるかが大切です。人によって、適したスタイルはいろいろありますが、断食をしたけどリバウンドしてしまったでは意味がない。

中性脂肪やコレステロール、あるいは、たんぱく質の摂りすぎだよと言われても、そういうものが排出できる体は食事や運動でつくれるのか。私よりも太っていたり、ガブガブとお酒を飲んでいる人でも元気だったりすると、どうなっているのだろうと。

塩っ辛い、甘いもの、油っぽいもの、添加物の多く入っているものは悪いというけれど、体にいい、命を守る日々の食卓をつくるためにはどうすればいいのだろう。バランスよく食べればいい、動物繊維はだめだから植物繊維にしてくれ、たんぱく質は野菜からも摂れると言われても、理論的にはわかるが、持続的にどうすればいいか。そういうことを最近、特に、考え始めたわけです。

「100歳まで生きる未知の世界」

信川　睡眠と胃腸の働きが、一番大切だと思います。人間は、精神と肉体を持っていますので、自律神経などの影響も受けやすいし、その人の生まれ持った生き方や性格、初めての方ともあまり気にしないで和気あいあいとできる人もいる。すごく敏感だと、考えすぎてしまって、こんなことが起きたらどうしよう、まずいのではないかなど、それが日常生活の不安をあおり、睡眠や胃腸の働きが機能しなくなる。生まれつき体温が低い人、男性でも女性でも、体温が35度台の人は、自分の機能がうまく働かないことがある。

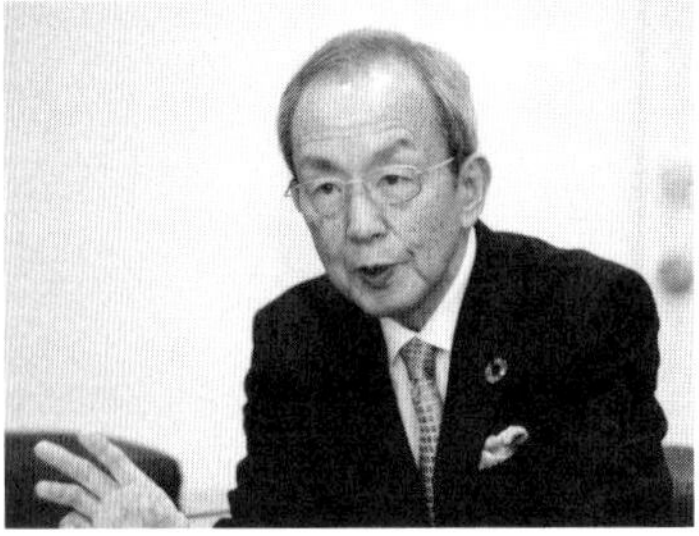

日本人は画一的に育っているので、人間はみんな同じでなくてはいけない、同じはずだよね、そこからずれているのは自分が悪いのだ、と思う人が多い気がします。でも、患者さんの声を聞いてみると、みな個性があり、人は違っていてもいいと思うのです。その中で自分に合う生き方、

食でいえば、ヴィーガンのように動物愛護の精神にのっとった考え方の人もいる。日本でも昔から、精進料理で肉は食べない（鳥は食べる）。世界中にはいろいろな人がいますが、地球は一つで、地球村にみんなで住んでいるわけです。自分の生まれ育った運命と宿命、強い点と弱い点があります。文化や育った環境が違う、いろいろな人をふつうに受け入れながら、ライフスタイルというのは、生まれてから死ぬまでのライフステージの中で、決まっていくと思うのです。

子供の時に必要なもの、大人になり、社会人になって、ストレスがかかった時に何に気をつけるか。中高年を過ぎて高齢になり、昔なら60歳まで生きるのが大変だった時代が、今は90歳でも100歳でも生きることができる。未知の世界に、人は入っていきます。そういう答えのないところで、環境や条件の異なる人が試行錯誤しながら健康を求めるので、正解はないと思います。

南部　私も、自分のライフスタイルは自分で決めていいと思うのですが、でもそれで、病気になったらどうしましょう（笑）。

信川　その時は、仲のいい人たちがみんなで、「どう大丈夫？」とか、例えば孫が遊びに来て、「おじいちゃん平気？　がんばって」とか、親しい人々に勇気づけられていくのではないでしょうか。

南部　本当に、病は気からとも言うし、「言霊《ことだま》」というか、励まされたりすれば勇気が湧いてくるし、逆に悪い言葉を投げかけられたら、マイナスに働いて気持ちが落ち込むだけでなく、ストレスが溜まり、免疫力まで下がってしまいます。キーワードで90歳、100歳という未知の世界に入るという話がありましたが、食の面から、未知の世界への対策はありますでしょうか。

「『いただきます』は、日本の文化」

宇多川　みんなが薬をこんなに飲み、薬に頼りすぎている—私はそんなところから、薬を使わない薬剤師として、50歳を過ぎて食と運動を学び直しました。分子栄養学などを学んで思ったのは、さきほど、「精神と肉体」という話がありましたが、まずは食べることに感謝をするということです。「感食協会」の活動をしていますが、人間は感情があるから、まず、感謝するというところに立たないと。

食べることへの感謝は、無駄にしないことにもつながっていく。「和食」が、ユネスコの無形文化遺産に登録されました。ですが、私はそこに、「いただきます」「ごちそうさま」も含めて登録してもらいたかった気持ちがあります。食事の前のお祈りはありますが、いただきます、ごちそうさまが言えるのは、日本人しかないのです。

この文化をもっと大事にすることが根本にあって、大きな魚の切り身ではなくて、お頭《かしら》があったり、お腹をえぐったりすれば、命をいただきますという気持ちになれる。私はできるだけ、目に見えて、感謝ができるような、丸ごと食べられる食材を「食」の原点に考えています。

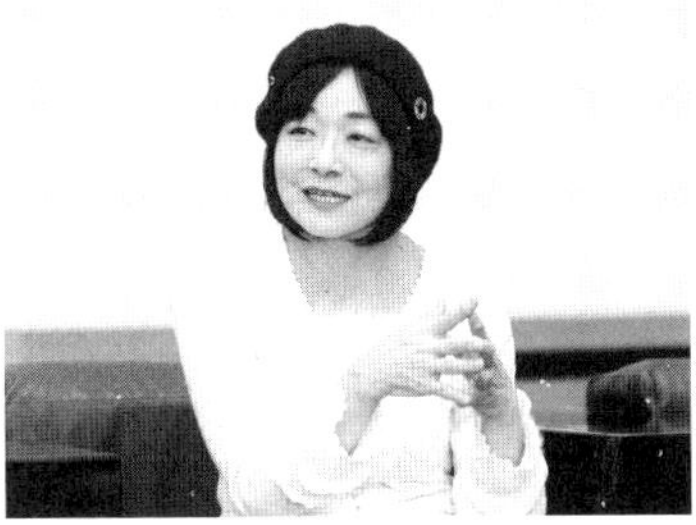

南部　私も感謝と喜怒哀楽で、怒るよりも笑う方がホルモンが出て元気になり、抗酸化的なものが出てくる。感謝の気持ちを持つことは、すごくいいと思います。

宇多川　厳選されたレストランや飲食店を紹介するミシュランガイドで、東京は、掲載された星付きの店舗数が世界一だそうです。こんな飽食の時代、場所にいることにいかに感謝できるかです。私は緩いヴィーガンで、積極的に肉は食べませんが、出していただいたお肉は、「自分は食べない主義だ」ではなく、最高にご機嫌な気持ちでいただこうという気持ちがあります。ただ、肉を生産するのに穀物を与えるのなら、人間が直接、穀物を食べればいいと思っています。

牛を育てるのに大量の水を使うのと同様に、どれほどの穀物を使って生産しているか。牛が食べるものを自分が食べて、自分の体をつくればいい。未知の100年時代になっていって、2050年には食糧危機になるといわれています。今のうちから、できるだけシンプルに生きることが、地球を支える一員として必要だと考えています。

南部　外岡さんは飢餓問題や、フードロスの問題が専門です。

外岡　私は日常的に、飢餓を撲滅することに取り組んでいます。食べられることが当たり前ではないから、この感謝の気持ちというのは、とても大事だと思います。世界の9人に1人、約8億人が飢餓に苦しんでいる一方で、8人に1人が肥満という状況があります。感謝というのは、もちろん食べ物もそうですが、広い意味では、環境や地球にということだと思います。

ですから、人の体と心に優しい、地球環境にも優しい、そういうものを日常的に食べたり、使ったりすることをライフスタイルにしています。食だけではなく、化粧品は10年以上、オーガニック（有機栽培）のものです。着るものも、できるだけオーガニックやトレーサブル（生産から廃棄段階まで追跡可能なもの）を心がけています。

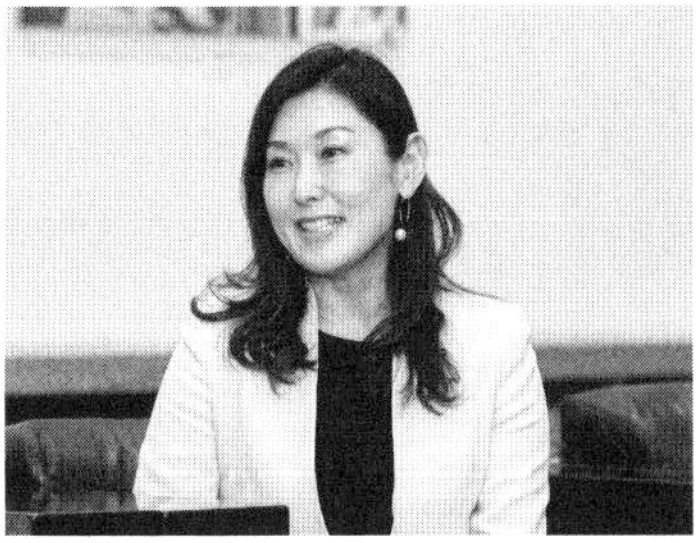

3歳になったばかりの娘がおり、母親でもあるので、食は大切だなと。この子にあげるものがこの子をつくる（育てていく）のだと、すごく感じます。赤ちゃんがお腹の中に命を宿す時から生まれて2歳になるまで、これを「1000日間」というのですが、仕事でも、この間の栄養が重要で、クリティカル（危険）だということを伝えています。この時期にきちんと栄養が摂れないと、生涯にわたって身体的、精神的に後遺症が残ってしまい、その後、仕事に就けないとか、勉強に集中できないとか、また、経済的なことにもつながってきま

す。

頭だけではなく、心と体で感じることも重要だと考えています。自分がヨガのインストラクターの国際ライセンスを持っているので、アーユルヴェーダ（世界三大医学の一つ）とか、ファスティング（断食）、マクロビオティック、ヴィーガンなど、いろいろなスタイルを取り入れてやっています。

日本にいると、何となく単一民族的なところがありますが、友達でも、母親がロシア系のイタリア人、父親がアメリカ人だけど中東に長くいて、本人はスペインで生まれてアメリカ人といった人がたくさんいるので、日本人だからこれを食べなければとか、アメリカ人だからこれが合うではなく、やはり自分に何が合うかということだと思っています。

固定観念は外して、自分が心地いいかどうか、きちんと感じないといけない。ヨガと瞑想を毎日していますが、自分の心と体が何を欲しているか、どこに不調があるかを自分で感じる力が、情報が多い世の中だからこそ大切ではないかと。流行りは試してみたくて、体調もいいので週末にはヴィーガンも取り入れていて、欲しいと思ったらお肉も食べます。心と体にきちんと向き合うことが、自分のライフスタイルかな、と思っています。

「食と健康――ＳＤＧｓからのアプローチは」

南部　海外のアスリートが、東京２０２０オリンピック・パラリンピックの選手村の食事に関し、日本の卵や豚肉の飼育環境基準が低すぎると抗議しました。安全だと思っていた日本の食品などに関する基準や規制は、世界的にみて緩いのでしょうか。ＳＤＧｓ（持続可能な開発目標）の観点から、日本は何ができるのでしょう。

信川　ＳＤＧｓの目標は、人間以外の動物や植物も含め、「地球に住むすべての生き物が、幸せに生きるために取り組むこと」です。地球で生きているのは神様のおかげで、それで地球上に生活しているわけです。

人間に関して考えると、目指すのは人の幸せです。幼稚園の子供が卵焼きが好きならば、自分の友達や大人に、「卵焼きはね、いい卵がおいしいんだよ」と教えてくれる。それを食べた同級生や大人が、「これっておいしいじゃない」と思った瞬間に、幸せを感じるわけです。これが、Happiness Fills the Air.（周囲を幸せで満たすこと）です。人として幸せを感じることだと思うのです。ヴィーガンでは動物愛護、さらに進むと動物や植物全体を愛護するという考えにつながっていきます。

人の幸せのために最も重要なのは、健康です。健康のために何が一番大切かというと、生きること、そして食べること。先ほど、飢餓の話がありましたが、日々を生きるためだけでなく、生存するために食べる。

今日は、日本の大切な文化である「いただきます」の話に、非常に共感しています。南部代表が、2019年6月に世界食学フォーラムを淡路島で開催したのも、神様が初めて下り立った島で、タマネギなどのおいしい食材に恵まれた土地だということがあります。

南部　古事記と日本書紀によると、日本の国が最初に誕生したのが淡路島。そこは、食料を朝廷に貢いだ御食国で、食の宝庫です。

「第三者認証で持続可能な食と健康を守る」

信川　米や野菜を作ってくれた生産者や、お母さん、レストランのシェフ、犠牲になった命への感謝。そして、ヴィーガンのような動物愛護の考え方。文化を比較して考えれば、日本人も、イギリス人やフランス人が考えているヴィーガン料理のことも理解できると思うのです。

重要なのは、ライフステージがありますから、育ち盛りの子供が大人になるまでの間には、健康食品のことなどは考えずに、肉も含めてお母さんの食事から栄養を摂る必要があります。妊娠する前の女性が摂るのが望ましいものとして、葉酸とかの正しい情報を伝える。添加物や、農薬の問題もあります。

食と健康には、「第三者認証」による政策が重要だと思います。第三者が評価基準やチェック項目をつくり、それに基づいて専門家が認証する。この内容が正しく行われているか、消費者や同業者、これを利用する人のために証明する。第三者認証の内容は、いろいろな分野で進んでいます。

ＧＡＰ（農業生産工程管理）の基本は、安全に生きるということだと思うのです。さらには、人間だけでなく、すべての動物が安全に暮らすためにはどうすればいいかが、第三者認証の基本です。

医療の世界でも、日本の場合、アメリカから何十年も遅れて、１９９６年から病院の医療機能評価が始まりました。どんな病気が治せるのか、どんな手術ができるのか、どんな検査が行われるのか、さらにプライバシー保護も含めて、医療の安全という立場から見ています。

健康食品の安全性に関しては、２０２０年6月からＨＡＣＣＰ（ハサップ、国際的な衛生管理基準）を義務化する法令が施行されます。経過措置として1年間の猶予期間があります。

日本人は基準や規制に関し、現場レベルで完璧にできた後にマニュアルを作るのです。これに対し、欧米人はマニュアル作りが上手く、評価項目やチェック項目を全部整えますが、現場がマニュアル通りに浸透して動かないことが見受けられます。手順が逆なんですよ。

日本でも、さまざまな分野で第三者認証が行われるようになり、農業分野でも、第三者認証が、徐々に取り入れられ始めました。重要なポイントは、大企業が中心となって第三者認証を取得し、中小企業の第三者認証取得も進める。消費者のニーズに応えるための安全確保の体制をつくり、第三者認証を得た商品を消費者に広めていくことです。

南部　面白いですね、ＧＡＰとＨＡＣＣＰ。農業生産者や企業がこれにどう対応し、国民がどういう風に生活に取り入れて、スーパーやお店で買うか。余談になりますが、世界農業遺産[注1]というものがあります。２０１９年11月時点で、21カ国で58地域が認定され、このうち、日本ではなんと11もの地域が認定されている。国土の大きい中国に次いで、世界で2番目に多い。ほとんどの国では、１つか2つ程度です。私は、それに感動しました。日本の感謝すべき、自然の四季による世界基準的なものをみんなが知っておく。第三者認証も、そういう形で広がればいい。

注1　世界農業遺産…国連食糧農業機関（ＦＡＯ）が、世界的に重要な伝統農業を維持している地域を認定する制度。日本では、トキと共生する佐渡の里山（新潟県）▽阿蘇の草原の維持と持続的農業（熊本県）▽清流長良川の鮎（岐阜県）▽にし阿波の傾斜地農耕システム（徳島県）――など計11地域がある。

「東京五輪をきっかけに食を考える」

宇多川　日本の食品の安全基準などについて考えるには、今年がチャンスだと思っています。オリンピックやパラリンピックに参加する海外のアスリートが、「日本の食事なんか食べられない」「もっと基準がしっかりしたものを出してくれ」と言い出して、日本人にしてみれば、「どういうこと？」と。

てっきり、「原発事故の影響を心配しているのか」と思った人も多いかもしれない。「ニワトリを平飼《ひら》いにして。豚もケージに入れておくのをやめてくれ」ということを、日本人はあまり、情報として知らなかった。

日本国内ではいまだに、とろりと溶けるマーガリンのＣＭが流れますが、世界的にはマーガリンに含まれているトランス脂肪酸は規制されている。そういうのが日本では当たり前ではないとか、世界の状況を知り、目を開く元年だと思っています。海外にはこういう基準があるとか、日本は遅れているのだろうかとか、考えることが大事だと思います。

南部　この本も、そういうことを発信して、考えるきっかけになればいいと。

外岡さんは小さなお子さまがいらっしゃいますが、いかがですか。

「日本の子供たちも無縁でない飢餓問題」

外岡　ＳＤＧｓも、今年はターニングポイントの「Ｄｅｃａｄｅ　ｏｆ　Ａｃｔｉｏｎ（行動の10年）」。２０３０年のゴールってすごく遠いと感じていたけど、実は後10年しかない。

17の目標がある中で、飢餓問題、食の問題が遅れを取っていて、早く取り組まなくてはいけない。淡路島の食学フォーラムでもありましたが、17目標のうち、一番大事なのは食。食があって初めて人は生きるし、食べない人はいない。ちゃんと栄養が摂れていないと医療の効果を発揮できないし、教育もきちんと普及しない、その後の経済発展もない。食が、ベースになっていると感じます。

５歳未満の子供の死因の半分以上に、栄養不良が関係しており、栄養さえ足りていれば助かる命も多くある。そういう観点でも、食というのは持続可能な社会において、すごく大切です。

少しマクロに広げると、なぜ今、食と持続可能性なのか考えた時に、食の安全保障の問題を必ず頭に入れておかないといけないと思います。人口が２０５０年にかけて1.3倍の98億人になるのに対し、食の需要は、低中所得国の発展とともに1.7倍に膨れ上がる。１００年生きるという話を自分のことで考えていますが、実際には、地球がもたないかもしれない。

２０５０年に、うちの娘は34歳ですが、食料自給率（カロリーベース）が37％しかない日本は、本当に食べていけるのか。飢餓問題はけして、私たちに遠い問題ではなく、娘たちは世界に誇れる豊かな日本の食文化を享受できるのだろうかと、考えさせられます。

食の生産量を1.7倍にするのは、かなり難しいことで、生産する土地を増やすか、同じ土地で収穫高を増やすしかない。現実的には、収穫高を上げるしか選択肢がなく、私たちの食の消費形態から、見直さなければいけないところにつながってくる。環境に負荷がなく、人にも優しい食べ物って何だろうと考えると、地産地消で無添加とか、そういう食の安全につながってきます。

地産地消は、いいことだらけです。ＷＦＰの支援現場でも、地産地消を推進しています。ローカル経済が潤うとともに、輸送がいらないからその場で無添加で食べられ、体にいい。輸送がなければ、環境への負荷もコストもかかりません。

南部　輸入される果物などは、長期間保存が効くように、防カビ剤や防腐剤がかけられているものが多い。小麦やトウモロコシなど輸入比率が高いものは、地産地消は現実的に難しいのでしょうか。

宇多川　小麦を消費しているのは家畜で、私たちが食べている量よりも多い。そういう風に考えると、畜産業のあり方にも論点は広がってきます。

信川　日本は昔、鳥は食べたけれど、四つ足動物は食べなかった。大豆とか、発酵食品を食べてきた歴史がある。日本のそういう食文化や、生活を世界の人はあまり知らない。それをもっと、アピールしたいですね。

牛肉を食べたくない人は食べなければいいし、逆にライフステージに合わせて、育ち盛りの人は大豆だけでは足りないから、肉を食べてもらう。年齢や世代に応じて、必要なものは摂る。ある程度の年齢になって自分で判断できる人は、自分の生き方に合った選択をしていけばいいのです。

日本は大陸の一番端だから、中国から仏教などの文化が伝わってきた。これらの文化を醸成し、田植えなどの地域における日本文化が栄えてきた。日本健康生活提案委員会委員長を務めていますが、今、中国の人は日本の健康生活を手に入れるために、日本の健康食品やいろいろな地域のいいものを求めています。

ただ、そこが上手く伝わっていなくて、「和食って、お刺身おいしいですね」とか、「ヘルシーなものが多いですね」とか、表面的なことにとどまってしまう。和食は、人々への感謝と、人が一緒に幸せに暮らすためのＳＤＧｓの考え方につながること、そのひとつとして和食文化があることを、きちんと伝えるべきなのです。

ヴィーガン料理を考える時に、日本には昔から精進料理があることを思い浮かべていただきたい。第三者評価の基準にしても、アメリカが考えたいろいろな基準が日本に持ち込まれてきているが、日本は何もしていないわけではなく、農作物にしても健康食品にしても、現場できちんと行っている。日本人の謙虚さでしょうか。

「ヴィーガンの前に…日本に伝わる優れた食文化」

南部　すごく面白いなと思ったのは、先生が今、発酵のことを言われました。そして、日本の文化の醸成と和食のこと。発酵食品は、味噌、しょう油、納豆、漬け物など、日本ではものすごくたくさんあり、挙げれば切りがない。日本の伝統的な食習慣というのは、実は体にとてもいい、健康そのものですね。

信川　日本の発酵食品の文化は、これからどんどん広めていっていいのではないでしょうか。漬け物も、６００種類以上あると聞いたことがあります。健康のために、日本の食文化の一つである発酵食品を食べるのはいいですね。それが本当の和食を知ってもらうことにつながります。和食はご飯が主食で、ご飯を食べるためにいろいろな副食を考えてきたわけです。日本は島国のため、発酵食品や四季折々の魚、野菜などを工夫して取り入れてきました。

「マクガバンレポート[注2]でも評価された和食」

宇多川　私も、ハッとしました。ヴィーガンという輸入された言葉を当たり前に使っていましたが、そもそも1977年にアメリカでマクガバンレポートが発表されて、そこで「和食が健康をつくる食材」と指摘されました、こうしたことも、日本の子どもたちは知りません。

納豆ががん予防に一番良い食材だと言われ、研究もされていますが、何かをきっかに、日本の発酵食品の価値を見直してもらえたらいいと思います。

注2　マクガバンレポート…1977年に米国議会の上院特別委員会がまとめた報告書で、マクガバンは委員長の名前。当時のフォード大統領が、膨大な医療費が投じられているにもかかわらず、がんや心臓病が増えていることに対し、米国民の食生活に問題があるとして、肉や卵、乳製品、砂糖などを控え、穀物中心の食事にするよう提案した。その中で、和食が健康的と指摘したが、今では日本の洋食化が進み、生活習慣病や、がんによる死亡者数が増加するなど立場が逆転している。

「途上国を救う食糧が畜産用のエサに」

外岡　発酵食品が、飢餓を救うと言われることがあります。要は、食品ロスにならないわけです。長期保存が可能で、天候も選ばないので、発酵が世界に広まれば、飢餓とか食糧安全保障に関わる問題解決につながると思います。うちの父の実家が造り酒屋で、酒粕で奈良漬けを作っていました。循環をして無駄にしないというのは、日本人の知恵でやってきたことですね。

ヴィーガンとか、ベジタリアンとかありますが、牛肉はエサに穀物を使い、本来なら途上国の人が食べるものが畜産に向けられています。畜産向けが過剰になれば、価格まで高騰して飢餓に苦しむ人たちが食べられなくなる。牛が出すメタンガスで環境に負荷をかけているという側面もあり、ヴィーガンの人たちの中には、そこをすごく言う人もいます。

ただ、ヴィーガンもひとつの食、ライフスタイルとしてはいいですが、他者を否定するようなことになってはよくない気がします。食というのは本来、みんなが楽しくて、人と人をつないでみんなが笑顔になっていくはずなのに、思想や主義を押しつけるようなものになってしまうと、残念です。そもそも、「お肉を食べているといけないの？」という話ではないはず。畜産業を生業にしている人もたくさんいるわけだし、食べることが必要な時期もある。なので、何かを否定するのではなく、ひとつのライフスタイルとして大事にすればいいなと思います。
日本食は、何かを排除する考え方ではなくて、この自然とともに生きていて、持続可能な食であることが、美しいところです。

南部　食と健康に国がどう関わっていくべきかという論点の中に、医師を育てる医学部で、きちんと栄養学を学ぶようにルール化することが、すごく大事なことだと思っています。そうすれば、薬だけでなく、食事療法を取り入れながら、病気の予防や治療ができるのではないでしょうか。

信川　医学部では、栄養学は生化学で学ぶことが多く、救急医学などを専門とする先生などは、臨床栄養学を学んでいます。救急現場では、救急患者が運ばれてきた時から、栄養状態の管理を考えて治療します。通常の医療では、栄養に関するアドバイスは、管理栄養師の先生に依頼します。
私は、「病気を診るのではなく、人を診る」を重視して患者を診察します。病気の原因を探るために、病気に至る経過、睡眠、胃腸症状、食生活習慣、栄養状態、ストレスに注目します。食事、栄養、生活習慣の指導とともに、西洋医学と東洋医学（漢方医学）によって体質改善を図り、治療します。薬は症状を軽減する対症療法であること、原因の特定と軽減、除去が重要であることを説明します。ただし、細菌感染の場合は、抗生物質等が第一選択となります。

慶應大の教授の時に、経済産業省の地域見守り実証事業の総括事業代表者として、高齢者の見守りシステムを作りました。この特徴は、生活機能（食事、栄養、運動、美容）を医療、福祉機能と同等に重視したことです。高齢者向けのおいしい料理のレシピも開発しました。高齢者の健康には、食が重要です。食生活習慣は、症状の改善のために重要なファクターと言えます。食事療法を取り入れることで症状の改善を図ることができ、病気の治療と予防に結びつきます。

宇多川　栄養の根本が食にあったとしたら、薬では治療できないわけです。根本的なライフスタイルの間違いを正すのは本来、医師の仕事。薬でコントロールしても、それで終わりということはない。医師には、ライフスタイルというところで、しっかりと指導していってほしいです。

信川　医師は人間を理解しなければならない。その教育にさらに時間をかけることが求められています。病気の原因は何か、その治療法は何か、それが医師の務めです。新しい症例の研究、新薬の開発、これらを礎として患者の治療が行われています。

高齢者の中には、薬をなるべく使ってほしくないと望まれる人がいます。逆に、ライフスタイルや日常の生活習慣が整っていなくても、病院に行けば症状を改善できる薬があると思っている人もいます。

宇多川　酪農で使う牛などに打つ抗生物質やホルモン剤、農業で使う農薬の安全性はどうなのかという意識があっても、直接自分の体に入れるにもかかわらず、薬として抗生物質を飲むことには何の抵抗もなかったりする。意識とか教育の問題なのでしょうか、不思議ですね。

南部　インドネシアに行った時、日本人が病院で抗生物質が欲しいと言ったら、医師が「えっ！」と。日本ではそうだから、抗生物質で治すのが当たり前と思い込んでしまっている。現地の医師が、びっくりしていましたよ。

「命の食卓を守るため、今、何をすべきか」

南部　医療費の膨張が国の財政構造上、問題になっています。食のGメンやフード・ガーディアンのような民間の第三者機関が、健康にいいもの悪いもの、いいこと悪いことをランク付けして発表するとかすれば面白いと思う。国が嫌がるかもしれませんが（笑）。持続可能な社会をつくるために一番必要な、健康を守る食の安全に関し、日本はあまりにも消極的ですね。

信川　第三者認証の目的は、安全の確保です。消費者が望むのは、食品、健康、医療、福祉などの安全で、第三者認証は世界的な潮流です。大切なことは、消費者が第三者認証を取った商品を買いたいという意識、行動を広めることです。持続可能性という視点で、消費者が第三者認証マークの付いた商品、サービスを求めれば、第三者認証を取得する企業が増え、ＳＤＧｓの求める安全確保のための持続的な活動が続くことになります。

日本健康食品認証制度協議会の理事長を務めています。大企業の中には、自主的に安全確保ができているところがあります。繰り返しになりますが、今後は、多くの大企業に求められる社会貢献は、自らが第三者評価を受けて第三者認証を取得し、消費者に第三者認証を取った製品を提供する体制を整備すること。それが広がると、中小企業でも第三者認証の取得が推進され、食の安全が守られて、健康被害を招く恐れのある食品をつくる企業が減少することが期待できます。

すでに国は、消費者に対し、「第三者認証マークのあるものを買いましょう」と広報活動を行ってきています。食品業界は、消費者に第三者認証の商品を勧め、同時に政府に政策としての協力を呼びかけるべきです。目標は欧米が決めた基準を守ることではなく、JGAPのような日本独自の基準をアジアに広め、日本に食品を輸出したい場合には、日本の基準の第三者認証の取得を求めたい。日本における食品業界と第三者認証制度組織との協力による第三者認証システムの構築が、政策的に不可欠でしょう。

健康食品においても、同様の第三者認証システムが必要です。日本の現場力なら、世界標準を踏まえた基準を作ることができます。欧米が行っていないものも基準に取り入れた第三者認証システムを構築できるでしょう。

宇多川　添加物は、日本と外国でどちらが多いかといっても、国際基準があるわけではありません。それぞれが、何が添加物だと決めているわけで、そういうものに対して国際標準があると、本当に比較ができるようになるのかなと思います。

ただ、基準はすごく大事だと思いますが、自分で考えようとしないで、それがあれば安心と、学習しなくなってしまうことが一番心配です。

外岡　規制や認証に関して、消費者の意識が日本は遅れています。途上国に配慮したフェアトレードだったり、持続可能な認証を取ったものを選んだりする文化が根づいていないので、普及が進みません。

食品ロスの問題も、企業と消費者への両輪のアプローチが必要です。どちらが先ではなく、大企業が推進すれば消費者がついてくることもあるでしょうし、消費者がその取り組みを求めることで、大企業が対応せざるを得ないこともあるでしょう。日本は市民団体の力がすごく弱いので、こういう啓発的な動きは進みづらいと感じています。

日本の食品基準は、高いものもあります。賞味期限などは過敏なほどですが、要は、自分の見えるところだけにしか関心がない。その川上に遡り、そこではたして安全が担保されているか、人権がどうなっているかまで追わない。そこの透明性を確保できるような制度、規制ができたらいいと思います。

規制に頼り過ぎないことも重要です。頼り切ってしまうとすごく危ない。食品ロス問題でも、賞味期限、消費期限の数字だけで判断するのではなく、やはり自分で食べてみて、酸っぱい、おかしいなとか、そういう感覚は非常に大事にしなくてはいけないことは、啓発活動をする中でも感じます。規制と、自分で考えることの両方あって初めて、食と健康が実現するのかなと感じます。

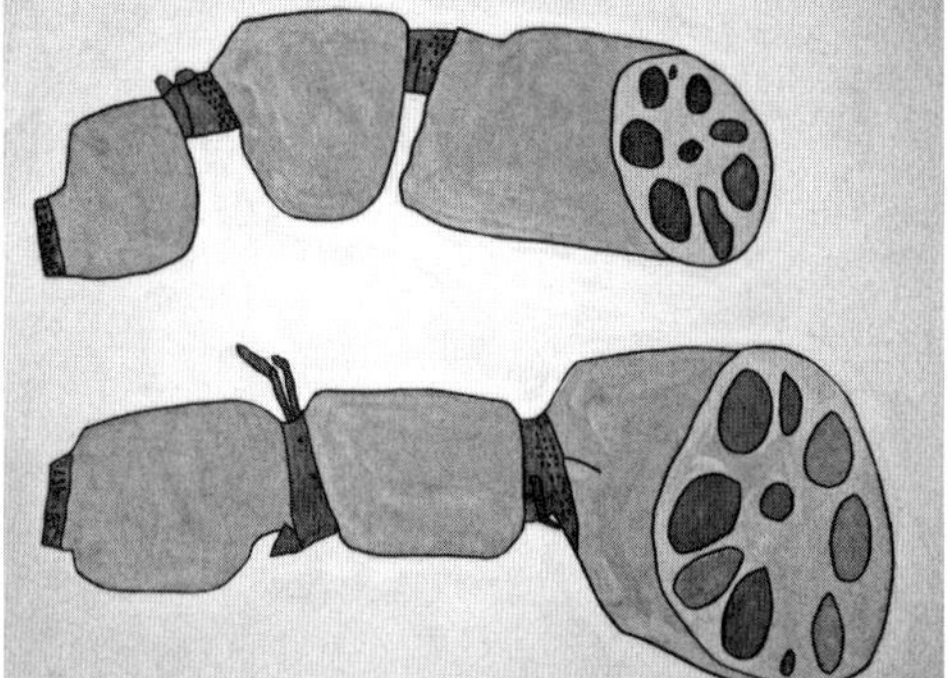

「穴のあいたレンコン」田中 正博

エピローグ

「食の力」編集委員会

パソナグループの社内を見学がてら案内すると、おもちゃ箱のような会社だとか、また遊びに来たい、などとよく言われる。東京駅側の入り口から入ると、美術館かと思わせる銀色のオブジェや飛行機のエンジン、プロペラが迎えてくれる。反対側の入り口は、うきうきするようなエレベーターホールの絵や、無添加のお菓子や手作り小物を売る赤いテントのお店が華やかだ。

上階には、大手町牧場やスポーツジム、リラクゼーション施設、英会話サロン、保育所もある。1階フロアでは、百貨店の食品売り場のようなにぎやかさの中で、正装した受付の女性が何人も立っていて、笑顔でたくさんのお客さまを案内している。お・も・て・な・し―の気持ちが伝わってくる。

建物だけでない。シニア雇用のエルダーシャイン制度、氷河期世代支援のミドルズビーアンビシャス制度、淡路島や東北での地方創生プロジェクトなど、手がける事業も多岐にわたる。働く女性への支援をはじめ、社会の問題解決は、創業以来の精神として根付いている。

副題にある「ニューミール政策」は、そんな企業、そんな企業の経営トップから生まれた「食と健康」に関する新しい経営ビジョンだ。

この本は、会社の経営ビジョンの紹介が目的ではなく、食のあり方を見直すことで、健康な体や心、社会をつくりたいという南部代表の思いが込められている。コンテづくりの情報収集の段階では、なぜ、パソナグループが「食」なのか―という質問も実際に受けた。にもかかわらず、たくさんの方に出会い、見守られながら、完成までたどり着くことができた。

第2章で登場した古畑公先生には、わらしべ長者のように伝手《つて》をたどって知り合うことができた。どんな本にするかの段階からお世話になり、今回はすべて出力できなかったが、たくさんの専門家や参考書籍を紹介していただいた。

第3章のQ&Aをお願いした宇多川久美子さんには、この章にとどまらず、いろいろなお話しを聞かせてもらい、失礼ながら「辞書」のような存在だった。

編集者の芝原公孝さんは、章の順番に関係なく、仕上がった原稿、写真、絵解きからどんどん受け取ってくれて、出稿しながらのコンテの変更にも何一つ嫌な顔（正確には電話の向こうの声）をせずに、対応していただいた。

休日、深夜の出稿作業をねぎらい、最後まで励ましてくれたのも、芝原さんだった。

取材を通じて、健康な体や心をつくるには、食材やメニューだけでなく、食べ方も大事なことがわかった。また、健康な食生活を実践している方々も、これは絶対に食べない、あれは絶対にダメではなく、自然体で食生活を楽しんでいるのだな、と感じた。

この本に取りかかってから、健康に対する意識が、少しずつ高まってきたように思う。

健康な暮らし、社会をつくる南部代表の「未来の食卓」への旅は、まだ序章である。これからも、みなさんと、食と健康について一緒に考えていきたい。

「食の力」編集委員会

発刊にあたって

最後に、書籍の編集にあたり、取材を快諾していただいた和洋女子大学教授で元厚生労働省栄養・食育指導官の古畑公先生、薬に頼らない薬剤師として活躍されている一般社団法人国際感食協会理事長の宇多川久美子様、ご多忙な中、宇多川様とともに座談会に出席いただいた特定非営利活動法人国際連合世界食糧計画WFP協会マーケティングコミュニケーションマネージャーの外岡瑞紀様、医師の信川益明様（一般社団法人日本健康科学学会理事長、一般社団法人日本健康食品認証制度協議会理事長、日本健康生活提案委員会委員長、元慶應義塾大学医学部教授）、また、パソナグループに関わる方々に、編者として、この場を借りて感謝の気持ちを伝えたい。

そして、他の出版社ではできない短い期間で、このような立派な書籍を完成させてくれた株式会社財界研究所の社長兼編集主幹の村田博文様、同じく常務取締役企画本部長の芝原公孝様、印刷会社様にも、心からの御礼を申し上げたい。

南部靖之

発刊にあたって

食の力　～ニューミール政策～

2020年4月30日　第1版第1刷発行

編集人　南部 靖之
発行者　村田 博文
発行所　株式会社財界研究所
［住所］〒100-0014　東京都千代田区永田町2-14-3
東急不動産赤坂ビル11階
［電話］03-3581-6771
［ファックス］03-3581-6777
［URL］http://www.zaikai.jp/

取材　大塚 昌吾
デザイン・印刷・製本　株式会社 ウイル・コーポレーション

ISBN 978-4-87932-137-4
定価はカバーに印刷してあります。